沧州市中医药传承创新发展

沧州市 中医药适宜技术 操作规范

主　编　赵建勇　宋晓光　王利春

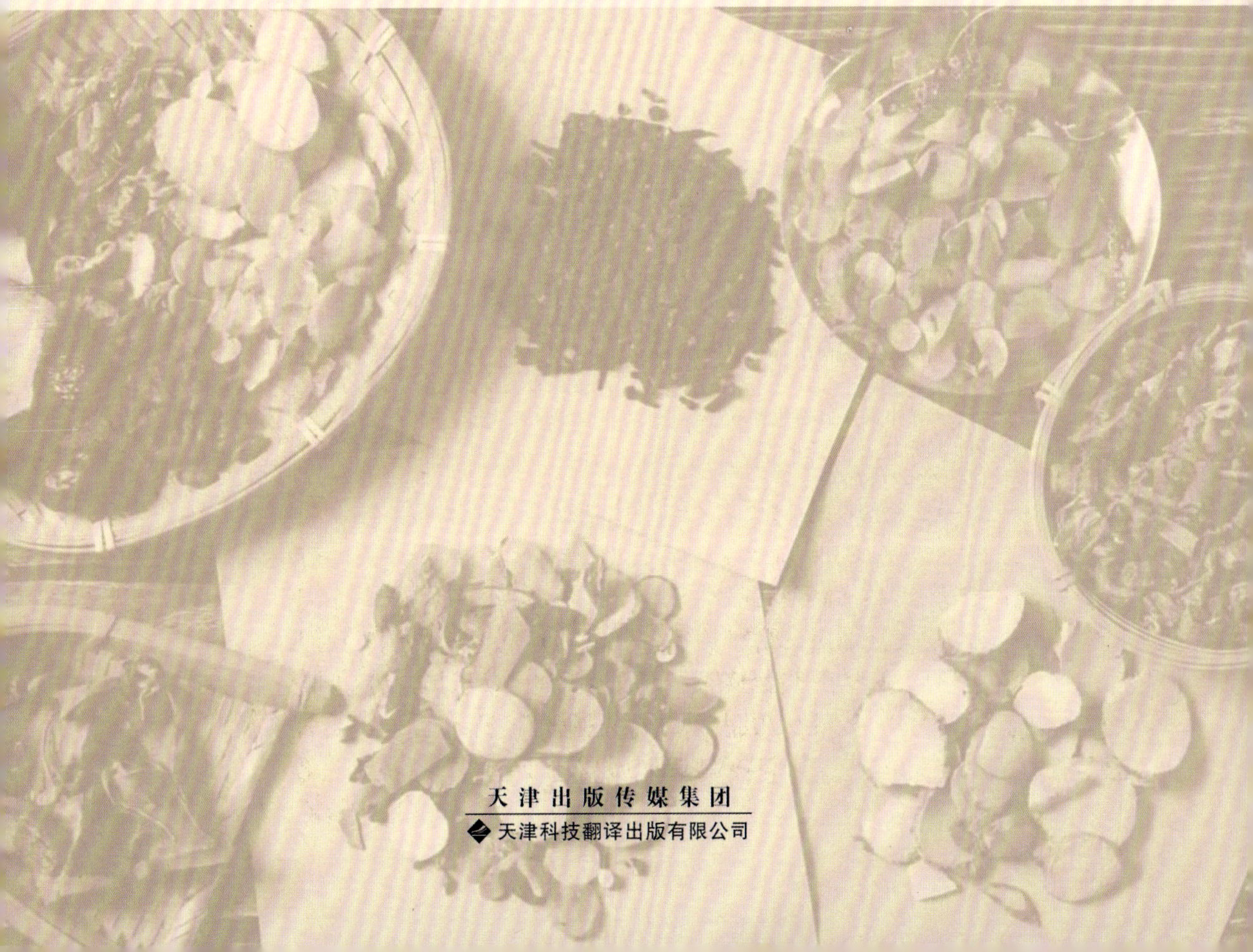

天津出版传媒集团
天津科技翻译出版有限公司

图书在版编目(CIP)数据

沧州市中医药适宜技术操作规范 / 赵建勇, 宋晓光,
王利春主编. -- 天津 : 天津科技翻译出版有限公司,
2025. 3. -- ISBN 978-7-5433-4653-6

Ⅰ. R2-65

中国国家版本馆 CIP 数据核字第 20254YH902 号

沧州市中医药适宜技术操作规范
CANGZHOUSHI ZHONGYIYAO SHIYI JISHU CAOZUO GUIFAN

出　　版：天津科技翻译出版有限公司
出 版 人：方　艳
地　　址：天津市和平区西康路 35 号
邮政编码：300051
电　　话：022-87894896
传　　真：022-87893237
网　　址：www.tsttpc.com
印　　刷：天津新华印务有限公司
发　　行：全国新华书店
版本记录：787mm×1092mm　16 开本　8.25 印张　135 千字
2025 年 3 月第 1 版　2025 年 3 月第 1 次印刷
定价：65.00 元

主编简介

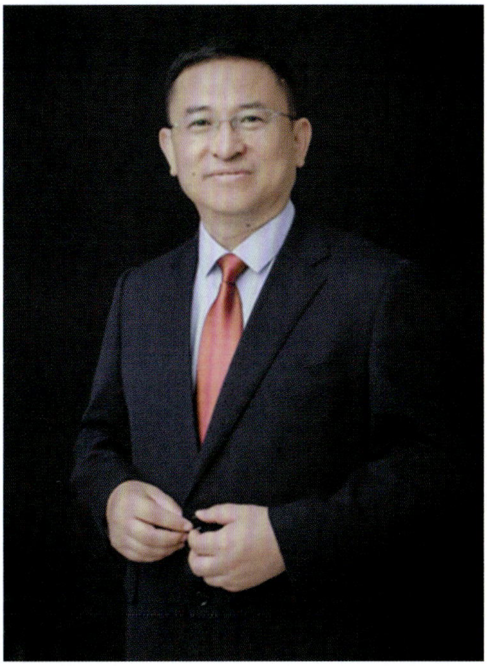

赵建勇　中共党员，教授、中西医结合主任医师、博士研究生导师，现任河北省沧州中西医结合医院党委书记。河北省中医康复质控中心主任，中国康复医学会医康融合工作委员会常务委员，中国康复医疗机构联盟中医及中西医康复专业委员会主任委员，中国中西医结合学会骨科微创专业委员会副主任委员，中国康复医学会继续教育培训基地负责人，中国康复医学会手功能康复专科培训基地负责人，河北省政府特殊津贴专家，河北省中医康复重点学科带头人。

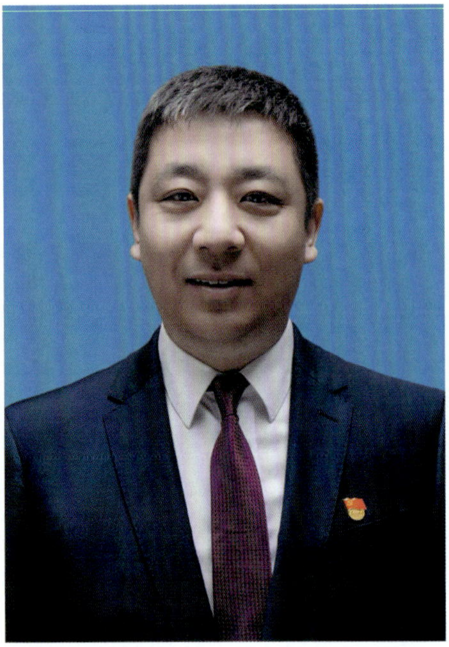

宋晓光 中共党员，中级统计师，现任河北省沧州中西医结合医院党委委员、副院长。2006年1月至2013年4月在沧州市卫生局工作。2013年4月至2016年1月任河北省沧州中西医结合医院东院区政务部主任。现任河北省沧州中西医结合医院副院长、骨科康复院区执行院长。中国抗衰老促进会康复分会管理专业委员会委员，河北省药物与卫生技术综合评估学会委员，河北省沧州市高新区科学技术协会名誉主席。2021年被沧州市委市直机关工作委员会授予“百名好支书”荣誉称号，2022年被授予“抗疫勇士”的称号。

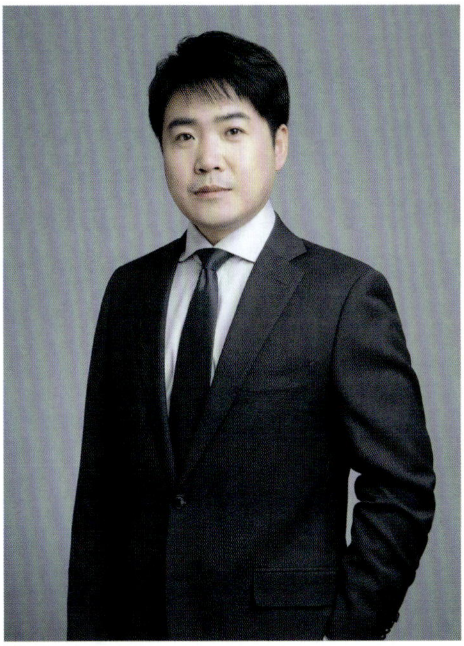

王利春　主任医师，硕士研究生导师，河北省沧州中西医结合医院康复医学科主任。现为河北省中医康复重点专科带头人，河北省中医康复质控中心副主任兼秘书，中国康复医学会营养与康复专业委员会常务委员，中国康复医学会肌骨康复专业委员会常务委员，中国康复医学会吞咽障碍康复专业委员会委员（第二届）。河北省康复医学会常务理事，河北省康复医学会手功能康复专业委员会主任委员，河北省社区康复医学会副会长，河北省中医康复学会副秘书长，河北省中医康复学会吞咽障碍康复专业委员会主任委员。沧州市康复医学质控中心主任，沧州市医师协会康复分会主任委员。在研国家自然科学基金课题 1 项，中国康复医学会面上课题 1 项，河北省科技厅、卫生健康委员会课题各 1 项，获多项省部级奖项。以第一作者和通信作者发表论文 130 余篇，SCI 论文 6 篇。获得国家实用新型专利 3 项。

编者名单

主　编　赵建勇　宋晓光　王利春

副主编　王其红　王美英　张心怡

王晓君　刘　杰

编　委　(按姓氏汉语拼音排序)

楚江静　狄金涛　赫　佳　胡海娟

李　兰　李国梁　刘　杰　刘　俊

马　如　马瑞霞　邵莹莹　宋晓光

王利春　王美英　王其红　王铁强

王晓君　王亚辉　徐香凯　闫国强

尹世恒　张蓓蓓　张树旺　张心怡

赵建勇

前 言

中医适宜技术，作为中华民族传统医学的瑰宝，历经千年传承与发展，在维护人民健康方面发挥着独特而重要的作用。它以简、便、廉、验的特点，深受广大群众的喜爱和信赖。

本书旨在系统地介绍中医适宜技术，为读者提供一本实用的参考指南。我们汇聚了相关专家的智慧和经验，精心编撰了这本涵盖多种中医适宜技术的书籍。这些技术包括但不限于针灸、推拿、拔罐、艾灸、中药熏蒸等，它们在治疗疾病和调理身体功能方面具有显著的疗效。

在编写过程中，我们注重理论与实践相结合，力求用通俗易懂的语言阐述中医适宜技术的原理、操作方法和注意事项。书中还配有大量的图片和实例，以便读者更好地理解和掌握。

本书第 1 章主要为针刺技术，包括毫针技术、醒脑开窍技术等一系列针法实操技术；第 2 章主要为灸法技术，包括督灸、脐灸、温针灸等灸法技术在临床中的具体操作；第 3 章为刮痧技术的应用；第 4 章为拔罐技术在实际临床中的操作技巧等；第 5 章为推拿疗法的适应证和操作技巧等；第 6 章为中医骨伤技术——夹板整复技术的治疗要点；第 7 章为康复技术操作规范；第 8 章为中药饮片鉴别的形、色、气、味。

我们希望这本书能够成为广大中医爱好者、基层医务人员及其他从事健康行业人员的得力助手。通过学习和应用中医适宜技术，我们一起走进中医的奇妙世界，探索传统医学的奥秘，共同传承和弘扬中华民族的优秀文化遗产，让更多的人受益于传统医学的智慧，为提高人民的健康水平贡献一份力量。

相信在大家的共同努力下，中医适宜技术将在现代社会中焕发出更加耀眼的光芒，为人类的健康事业做出更大的贡献。

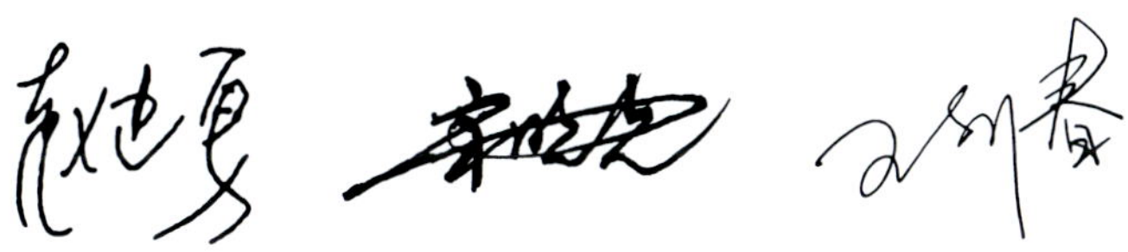

目录

第 1 章　针刺技术

第 1 节　毫针技术

一、定义

毫针技术是以传统毫针为针刺工具，通过人体的腧穴，辅以相应的技术操作，以疏通经络、调和气血、调整阴阳而治疗疾病的方法。

二、技术操作

(一)毫针刺法

1.持针手法

(1)二指持针法：医生用右手拇、示两指指腹捏持针柄，或用拇指指腹与示指桡侧指端捏持针柄的握持方法。

(2)三指持针法：医生用右手拇、示、中指指腹捏持针柄，拇指在内，示指、中指在外，三指协同的握持方法。

(3)四指持针法：医生用右手拇、示、中指指腹捏持针柄，以无名指抵住针身的握持方法。

(4)持针身法：用拇、示两指末节指腹借助无菌干棉球，以裹针身近针尖部位的握持方法。

2.进针手法

(1)单手进针法：医生用右手拇、示指持针，中指指端紧靠穴位，指腹抵住针体下段，当拇、示指向下用力按压时，中指随之屈曲，将针迅速刺入穴位。多适用于短针。

(2)双手进针法

1)指切进针法：用左手拇指或示指的指甲切按腧穴皮肤，右手持针，针尖紧靠左手指甲缘将针迅速刺入。此法多适用于短针。

2)夹持进针法：左手拇、示二指持无菌干棉球裹于针身下端，微露针尖并抵于腧穴表面，右手拇、示二指捏持针柄，双手协调配合将针迅速刺入腧穴。此法多适用于长针。

3)提捏进针法：左手拇、示二指微微提起腧穴两旁的皮肤，右手拇、示二指捏持针柄，从提起的腧穴上端迅速将针刺入。此法主要用于皮肉浅薄部位的腧穴。

4)舒张进针法：左手拇、示二指或示、中二指固定并撑开所刺腧穴部位周围的皮肤，右手拇、示二指捏持针柄，从左手拇、示二指或示、中二指的中间迅速刺入腧穴。此法主要用于皮肤松弛部位的腧穴。

3.行针与得气

(1)行针基本手法

1)提插法：指将针刺入腧穴一定深度后，施以上提下插的操作手法。使用提插法时指力一定要均匀一致，幅度不宜过大，一般以3~5 分为宜，频率不宜过快，每分钟 60~120 次，保持针身垂直，不改变针刺角度、方向。

2)捻转法：指将针刺入腧穴一定深度后，施以向前、向后捻转动作，使针在腧穴内反复前后来回旋转的行针手法。使用捻转法时指力要均匀、角度要适当，一般应掌握在180°左右。

(2)得气：患者出现酸、麻、胀、重或抽搐，有时也可出现温热、凉爽、烧灼、触电样感觉，医生则有针下沉紧、沉涩、沉重感觉，如同磁铁吸引针一样。

4.出针法

出针时，医生先以左手持无菌干棉球轻轻按压于针刺部位，右手持针做轻微的提捻动作，感觉针下松动后，将针缓慢退至皮下，再将针迅速退出；然后用消毒干棉球按压针孔片刻。如刺针深度较浅，针下无紧涩感，也可迅速将针退出。

(二)针刺角度和深度

主要根据施术部位、病情需要，以及患者的体质强弱、体形胖瘦等具体情况而定。

1.角度

针刺的角度是指进针时针身与皮肤表面所构成的夹角。一般有直刺、斜刺和平刺3种。

(1)直刺：针身与皮肤表面呈90°角左右，垂直刺入。此法适用于人体大部分穴位(四肢、腹部)的针刺。

(2)斜刺：针身与皮肤表面呈45°角左右，倾斜刺入。此法适用于皮肉较浅薄处以及内有重要脏器的部位(如背部)的针刺。

(3)平刺：又称“沿皮刺”。横刺针身与皮肤表面呈15°角左右，沿皮刺入。此法适用于皮肉特别浅薄处(如头部)的针刺。

2.深度

针刺的深度是指针身刺入皮肉的深浅。一般以既有针感又不伤及重要脏器为原则。临床多根据患者的不同情况而定。

(1)体质：一般年老气血虚弱、小儿娇嫩之体宜浅刺；年轻力壮、气血旺盛者可深刺。

(2)体形：体形瘦小者宜浅刺；体形肥胖者宜深刺。

(3)部位：头面及胸背宜浅刺；四肢及臀腹部可深刺；病情：表证、阳证、虚证、新病宜浅刺；里证、阴证、实证、久病可深刺。

三、适应证

毫针针刺的适应证广泛，可治疗各种内外妇儿等疾病。其中，上呼吸道疾病包括感冒、急性鼻炎等；呼吸系统疾病包括急性气管炎、支气管哮喘等；眼科疾病包括急性结膜炎、单纯性白内障等；口腔科疾病包括牙痛、急慢性咽炎等；胃肠系统疾病包括急慢性胃炎、急慢性结肠炎等；神经性肌肉骨骼疾病包括头痛、三叉神经痛等；疼痛性疾病包括坐骨神经痛、腰痛等。

四、禁忌证

(1)如患者饥饿、疲劳、醉酒、精神高度紧张，不宜针刺。

(2)对于胸胁腰背部的腧穴，不宜直刺、深刺，以免刺伤内脏。

(3)对妊娠女性的下腹、腰骶部及合谷、三阴交、昆仑、至阴等具有活血化瘀作用的腧穴，禁止针刺。

(4)小儿囟门未闭合时，头顶部腧穴不宜针刺。

(5)皮肤有感染、溃疡、瘢痕或肿瘤部位及有出血倾向、高度水肿者，不宜针刺。

五、注意事项

(1)针刺用的毫针，应检查包装是否有破损，是否在有效期内，针具是否有弯折等情况。如有上述情况，应更换针具。

(2)针刺前做好解释工作，使患者消除紧张恐惧心理。选择合适的体位，注意保暖。

(3)严格执行操作程序，准确取穴，正确掌握进针方法、针刺的角度和深度及行针的手法。针刺时，严密观察患者的反应，若出现意外，应紧急处理。

(4)起针时要核对穴位及针数，防止将毫针遗留在患者体内。

(5)体弱者不宜过强刺激,尽量采用卧位。

(6)向患者及家属讲解毫针刺法的有关知识,让其了解毫针的注意事项及针刺意外的预防,使其密切配合治疗。

六、意外情况处理

1.晕针

晕针指针刺过程中所发生的一种晕厥现象。

处理:立即出针,使患者平卧,注意保暖,头稍放低,给予热水或糖水,闭目休息片刻,即可恢复。重症可指掐或针刺人中、足三里、内关,灸百会、气海,必要时配合其他急救措施。

2.弯针

弯针指进针后针身在患者体内发生弯曲。

处理:轻度弯针可按一般起针法将针拔出。若弯曲的角度较大,可轻轻摇动针体,顺着弯曲的方向慢慢退出。若弯曲是由于患者体位改变,则要先矫正体位,使局部肌肉放松,再行起针。

3.滞针

滞针指针体在体内异常紧涩,出现不能提插或捻转的现象。

处理:嘱患者放松肌肉并稍留片刻,轻弹针柄,或按摩穴位四周,可在滞针附近再刺1~2针,以解除肌肉痉挛,然后起针;若滞针是由于同一方向捻动过度,则应向相反方向捻动,再进行起针。

4.折针

折针指针在体内发生折断的现象。

处理:保持镇静,嘱患者保持原有体位,如折断处尚有部分露在皮肤外,可用手指或血管钳取出;若微露出皮肤表面,可用手按压四周皮肤,使残端露出皮肤处,再用血管钳取出;若残端全部陷入肌内,用上述方法取针无效,应立即通知医生,在X线下定位,手术取出。

5.血肿

针刺部位出现皮下出血及肿痛,多因刺伤血管所致。

处理:轻者用无菌干棉球按压针孔即可,重者应立即按压并冷敷加压止血,必要时遵医嘱注射止血药物。如刺伤腹腔内小血管引起腹痛者,休息数天即可痊愈,但需严密观察病情及血压变化;若误伤大血管引起严重出血而导致休克,应积极配合医生进行抢救。

6.气胸

针刺胸背部穴位过深,刺伤肺脏,空气进入胸腔,引起气胸。

处理:应立即报告医生,可使患者取半卧位休息,严密观察病情变化,避免咳嗽,必要时遵医嘱给予抗感染治疗,重症患者及时配合医生行胸腔穿刺减压术、吸氧、抗休克等抢救处理。

参考文献

[1]马昕婷.国家标准针灸技术操作规范临床应用性评价方法研究制定与实施[D].内蒙古:内蒙古医科大学,2023.

[2]黄柳和.试论毫针刺法的五种基本操作方法[C]//广东省针灸学会第十一次学术研讨会论文汇编.2010.

[3]胡蓉,陈美仁.优化《刺法灸法学》操作考核标准几点思路[J].中国中医药信息杂志,2014,31(3):123-125.

[4]郭彦.中医针刺手法量化研究及其测量系统开发[D].广东:广东工业大学,2011.

第2节 醒脑开窍技术

一、定义

醒脑开窍技术是石学敏院士结合中医辨证和西医理论，以“醒脑开窍、滋补肝肾为主，疏通经络为辅”为治疗原则，而建立的针对中风病的治疗方法，目前被广泛用于多种疾病的治疗。

二、技术操作

(一)醒脑开窍针刺法主穴之方：大醒脑

1.腧穴组成

双侧内关、人中、患侧三阴交。

2.操作规范

先刺双侧内关[位于腕横纹中点直上2寸(1寸≈3.33cm)，两筋间]，直刺0.5~1.0寸，采用提插捻转结合的泻法。内关穴捻转泻法，即以逆时针捻转用力为主，然后自然退回；内关穴提插泻法，即慢进针快退针，或者可以形容为轻插重提，两者结合即为提插捻转结合的泻法。

继刺人中(位于鼻唇沟上1/3处)，向鼻中隔方向斜刺0.3~0.5寸，采用雀啄手法(泻法，即慢进针快退针)。针体刺入穴位后，将针体向一个方向捻转360°，使肌纤维缠绕在针体上，再施雀啄手法，以流泪或眼球湿润为度。

再刺三阴交(位于内踝直上3寸)，沿胫骨内侧缘与皮肤呈45°角斜刺，进针0.5~1.0寸，采用提插补法，即快进针慢退针，或者可以形容为重插轻提。针感到足趾，下肢出现不能自控的运动，以患肢抽动3次为度。三阴交仅刺患侧，不刺健侧。

(二)醒脑开窍针刺法主穴之方：小醒脑

1.腧穴组成

印堂、上星、百会、双侧内关、患侧三阴交。

2.操作规范

先刺印堂：刺入皮下后使针直立，采用雀啄手法(泻法)，以流泪或眼球湿润为度。

继刺上星：选3寸毫针沿皮刺透向百会，施用小幅度、高频率的捻转补法，即捻转幅度小于90°，捻转频率为120~160转/分，行手法1分钟。

内关穴、三阴交穴操作手法同主穴之方：大醒脑。

(三)醒脑开窍针刺法辅穴

1.腧穴组成

患肢极泉、患肢尺泽、患肢委中。

2.操作规范

极泉，古籍记载多为禁针，原因如下：腋毛茂密，不易消毒；汗腺丰盛，容易滋生细菌；组织疏松，不易按压，容易出现皮下血肿。

根据极泉穴的解剖特点，醒脑开窍针刺法将其延经下移1~2寸，避开腋毛，在肌肉丰厚的位置取穴。直刺1~1.5寸，施用提插泻法，以上肢抽动3次为度。

尺泽，取法应屈肘为内角120°，术者用手托住患肢腕关节，直刺进针0.5~0.8寸，用提插泻法，针感从肘关节传到手指或手动外旋，以手外旋抽动3次为度。

委中，取仰卧位抬起患肢取穴，术者用左手握住患肢踝关节，以术者肘部顶住患肢膝关节，刺入穴位后，针尖向外15°，进针1~

1.5 寸，用提插泻法，以下肢抽动 3 次为度。

（四）醒脑开窍针刺法配穴

1.腧穴组成

双侧风池、双侧完骨、双侧天柱。

2.操作规范

双侧风池，向对侧直刺 1~1.5 寸，施用小幅度、高频率的捻转补法，即捻转幅度小于 90°，捻转频率为 120~160 转/分，行手法 1 分钟。要求双手操作并同时捻转，留针 20~30 分钟。

双侧完骨、双侧天柱，直刺 1~1.5 寸，手法同风池。

（五）吞咽障碍

1.腧穴组成

双侧风池、双侧完骨、双侧翳风、咽后壁点刺。

2.操作规范

风池、完骨、翳风均向喉结方向斜刺，进针 1~1.5 寸。使用小幅度、高频率的捻转补法，即捻转幅度小于 90°，捻转频率为 120~160 转/分，行手法 1 分钟。要求双手操作并同时捻转，留针 20~30 分钟。

令患者张口，用压舌板将舌体压下，使咽后壁充分暴露，以 3 寸粗针或圆利针在患者咽后壁两侧点刺 8~10 点。

（六）手指握固或手指功能障碍

1.腧穴组成

患侧合谷、患侧上八邪。

2.操作规范

合谷，针向三间穴方向（即第 2 指掌关节基底部）透刺，进针 1~1.5 寸，施用提插泻法，以握固的手指自然伸展或示指不自主抽动 3 次为度；再取 1.5 寸毫针 1 支，仍在合谷穴位置向第 1 指掌关节基底部透刺，进针 1~1.5 寸，施用提插泻法，以拇指不自主抽动 3 次为度，合谷穴两针均留针 30 分钟以上。

上八邪，分别在 2~3、3~4、4~5 指掌关节上 1 寸向指掌关节基底部斜刺，进针 1~1.5 寸，施用提插泻法，以各手指分别不自主抽动 3 次为度，留针 30 分钟以上。

（七）语言謇涩或舌强不语

1.腧穴组成

上廉泉、金津、玉液点刺放血。

2.操作规范

上廉泉位于任脉走行线上，舌骨上缘至下颌之间 1/2 处，向舌根部斜刺，进针 2 寸，施用提插泻法，以舌根部麻胀感为度。

金津玉液，用舌钳或无菌巾将患者舌体拉起，在舌下可见两支静脉，用三棱针点刺舌下静脉，以出血 1~3mL 为度。

（八）足内翻

1.腧穴组成

患侧丘墟透照海。

2.操作规范

首先将患者内翻的患足强迫摆放成正常的生理位，患足用沙袋固定，或者术者以手将其固定。在患足处于生理位状态下自丘墟穴进针向照海部位透刺，透刺过程应缓慢前进，从踝关节诸骨的骨间隙逐渐透过，进针深度为 2~2.5 寸，以照海穴部位观察到针尖蠕动即可，施捻转泻法，行手法 30 秒，手法结束后，将针体提出 1~1.5 寸，留针 30 分钟。注意：在进针和施术的过程中，术者应控制患者下肢，避免患侧下肢出现三屈反射将针体夹弯，甚至出现折针或断针。

（九）共济障碍

1.腧穴组成

风府或哑门。

2.操作规范

风府、哑门两穴每次仅选其一，患者取坐位俯首（低头），以 2.5~3 寸深度，针刺喉结。针体进入皮下后，以震颤手法逐渐进针，每次进针深度不得超过 0.5mm，至患者出现全身抖动则立即出针，不留针，严禁针体捻转。每周仅针 1~2 次即可。

(十)症状性癫痫

1.腧穴组成

双侧大陵、鸠尾。

2.操作规范

双侧大陵(位于内侧腕横纹中央)，与皮肤呈 75°角，稍向掌心斜刺，进针 0.3~0.5 寸，施捻转泻法，行手法 1 分钟，留针 30 分钟。

鸠尾位于腹部正中线上、剑突下。施术前必须认真触诊，确认患者是否存在剑突下肝大。如果存在肝大，鸠尾穴应避免使用。施术时令患者双手抱头，将胸廓提起，吸气时进针，直刺 1 寸，施用捻转平补平泻 30 秒，不留针。

(十一)高血压

1.腧穴组成

双侧风池、头维、人迎、曲池、合谷、太冲、三阴交。

2.操作规范

风池，向对侧直刺，进针 1~1.5 寸，施用小幅度、高频率的捻转补法，即捻转幅度小于 90°，捻转频率为 120~160 转/分，行手法 1 分钟，留针 30 分钟。

头维，向后斜刺，进针 0.5 寸，施捻转泻法，行手法 1 分钟，留针 30 分钟。

人迎位于喉结旁开 1.5 寸，胸锁乳突肌前缘，直刺 1.5 寸，视针体随动脉搏动节律而晃动时，施用小幅度、高频率的捻转补法，即捻转幅度小于 90°，捻转频率为 120~160 转/分，行手法 1 分钟，留针 30 分钟。

曲池，曲肘 90°，位于肘横纹桡侧端与尺骨鹰嘴连线 1/2 处，直刺 1~1.5 寸，施捻转泻法，行手法 1 分钟，留针 30 分钟。

合谷、太冲，分别直刺 0.8~1 寸，施捻转泻法，行手法 1 分钟，留针 30 分钟。

三阴交位于内踝直上 3 寸，胫骨内侧缘与跟腱之间取穴，直刺 1~1.5 寸，施捻转补法，行手法 1 分钟，留针 30 分钟。

(十二)便秘

1.腧穴组成

双侧丰隆、水道、归来、外水道、外归来。

2.操作规范

丰隆，直刺 1.5~2 寸，施捻转泻法，行手法 1 分钟，留针 30 分钟。

外水道、外归来分别位于水道、归来旁开 2 寸。4 穴均直刺，进针 2.5~3 寸，施用大幅度、低频率的捻转泻法，即捻转幅度大于 180°，捻转频率为 40~60 转/分，行手法 1 分钟，留针 30 分钟。注意：此穴虽属捻转泻法，但用力应轻柔，避免腹膜纤维缠绕于针体造成牵拉，形成机械性腹膜炎。

(十三)小便失禁

1.腧穴组成

关元、中极、曲骨。

2.操作规范

关元、中极，直刺 1.5~2 寸，施用呼吸补法，行手法 1 分钟，后加温针灸。以 1.5cm 长的艾条置入针柄，点燃至燃尽。注意：温针灸时在针体与皮肤接触处应放置隔热垫，防止烫伤患者皮肤。

曲骨，直刺 1~1.5 寸，施用捻转平补平泻，行手法 1 分钟。留针 20~30 分钟。

(十四)肩周炎

1.腧穴组成

肩髃、肩髎、肩贞、肩中俞、肩外俞；痛点阿是穴刺络拔罐。

2.操作规范

肩周炎在中医学中属于经筋发病，因此，所列腧穴非常重要，主要采用的是肩部经筋围刺。肩部经筋主要是手阳明大肠经经筋、手太阳小肠经经筋。以上腧穴均为经筋走行位置，针刺均采用捻转提插泻法，每穴行手法1分钟。

术者为患者做上肢被动运动，认真寻找肩部痛点。在痛点位置用三棱针点刺3~5点，加用闪火罐，观察其出血状况。一般出血5~10mL即可。拔罐时间不宜超过5分钟。

（十五）血管性痴呆

1.腧穴组成

百会、四神聪、四白、太冲。

2.操作规范

百会、四神聪均向后斜刺0.3~0.5寸，施用捻转平补平泻，行手法1分钟，留针20~30分钟。

四白，直刺0.8~1寸，施用小幅度、高频率的捻转补法，即捻转幅度小于90°，捻转频率为120~160转/分，行手法1分钟，留针20~30分钟。

太冲，直刺0.8~1寸，施捻转泻法，行手法1分钟，留针20~30分钟。

每天针1次，10天为1个疗程，持续治疗3~5个疗程。

三、适应证

脑血管疾病的康复、颅脑损伤的康复，以及运动障碍、感觉障碍、言语障碍、吞咽障碍、肩痛、抑郁、认知障碍等的康复。

四、禁忌证

（1）病情不稳定、生命体征不平稳的患者。

（2）不能配合的患者。

（3）有凝血缺陷者。

（4）当患者处于脑出血活动期、恶性高血压时，禁用水沟穴。

（5）对妊娠期中风患者，禁用合谷、三阴交等对妊娠反应敏感的腧穴。

（6）针刺部位有感染、溃疡、瘢痕或肿瘤时。

五、注意事项

（1）用本法治疗时，应注意脑出血患者，尤其属于脱证的急性脑出血患者应禁止应用。强刺激人中穴和内关穴可能会加重患者的烦躁不安，甚至出现肢体抽搐现象，应当注意手法的强度。

（2）中风后遗症的治疗是一个长期的过程，远非1~2个疗程即可。为避免患者出现疲劳或穴位疲劳的现象，务必慎用本法。

（3）临床上对一些畏惧针刺法或对针刺特别敏感的患者，在使用本法时必须掌握好刺激量。对这类患者应用针刺人中穴时手法则更应慎重。

（4）“大醒脑”与“小醒脑”的临床应用：治疗时首选“大醒脑”，而后与“小醒脑”交替使用。“大醒脑”适用于中风急性期患者。“小醒脑”适用于病情稳定、神志清醒的中风患者。对于后遗症状，可按照并发症取穴操作。

（5）刺激量应视病情灵活掌握：针刺三阴交、极泉、尺泽、委中时，使患肢抽动次数可根据病情严重程度灵活掌握。肢体肌力在0~3级者可使之抽动3次；肢体肌力在3级以上者，可适当减少抽动次数。

六、意外情况处理

如患者发生晕针，可立即起针。嘱患者去枕平卧，如不能缓解，予对症处理。

参考文献

[1]杜宇征，张丽丽，张亚男，等.《国际中医技术操作规范醒脑开窍针刺法治疗中风》解读[J].中华针灸电子杂志，2023，12(4)：173-176.

[2]石学敏.针刺手法与临床效果的相关性研究——同一穴位针刺方向、深度、施术与对应症的关系[J].中医学报，2012，27(9)：1077-1079.

[3]李军.建设具有中国特色的卒中单元[C]//中国针灸学会.中国针灸学会,2007.
[4]张博,张春红.石学敏院士"醒脑开窍"针刺法临床实践[J].中华针灸电子杂志,2012,1(2):53-57.
[5]曹文钟,徐慧卿.对醒脑开窍法的临床再认识[J].中国针灸,1997,17(4):3.
[6]许军峰.醒脑开窍针刺法治疗中风临床应用注意事项[J].辽宁中医药大学学报,2006,8(4):2.
[7]杨志新,石学敏."醒脑开窍"针刺法及其临床应用[J].中国临床医生杂志,2007,35(10):4.

第3节　火针技术

一、定义

火针指使用火烧红的针尖迅速刺入穴内,以治疗疾病的一种方法。早在《灵枢·官针》中就有记载:"焠刺者,刺燔针则取痹也。"

二、技术操作

1.定穴位

2.消毒

定好穴位以后,先用2.5%碘酒棉球,以穴位为中心向四周进行同心圆式消毒,然后用75%的乙醇(酒精)棉球以同样的方法进行同心圆式脱碘,待酒精干后即可施术。

3.烧针

消毒后点燃酒精灯,左手将灯移近针刺的穴位或部位,右手以握笔式持针,将针尖伸入外焰,根据针刺深度,决定针体烧红的长度(图1-3-1)。

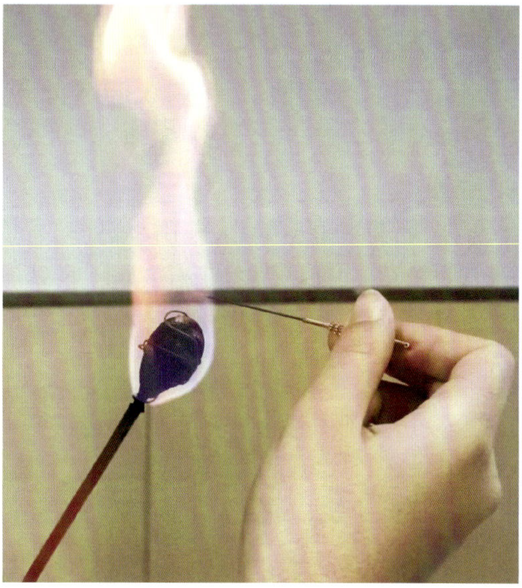

图1-3-1　烧针。

4.进针

将针烧至通红时,迅速地将针准确地刺入穴位,并迅捷地将针拔出,这一过程大约只需要1/10秒。要求术者全神贯注,动作熟练敏捷。火针针刺的深度要根据患者的病情、体质、年龄,以及针刺部位的肌肉厚薄、血管深浅而定。一般四肢和腰腹稍深,胸背宜浅。

5.留针

火针疗法以快针为主,大部分不留针。

6.出针

起针时医生应手持消毒干棉球,以备出血、出脓擦拭或揉按时使用。当火针进到一定深度时,应迅速出针,目的是减少患者的痛苦。不扩大针孔以避免小瘢痕形成。

7.出针后处理

出针后一般不需要特殊的处理,只需要用干棉球按压针孔即可。一则可以减轻疼痛,二则可以保护针孔。

三、适应证

1.皮肤及皮下组织疾病

火针被广泛用于皮肤疾病的治疗，尤其对于痤疮、白癜风、湿疹等，疗效显著。

2.肌肉骨骼系统及结缔组织疾病

主要为膝骨关节炎、肩周炎、腰椎间盘突出等疾病。

3.神经系统疾病

在火针治疗的神经系统疾病中，针对脑卒中后遗症和带状疱疹后遗神经痛的临床研究较多，其次为面神经麻痹等，临床效果也十分显著。

火针疗法发展至今，临床应用及理论逐步完善。在临床上，火针疗法被广泛应用于皮肤、肌骨关节、神经及其他系统疾病，且疗效较好。

四、禁忌证

（1）精神过于紧张的患者，饥饿、劳累以及醉酒者不宜行火针。

（2）人体的某些部位，如大血管、内脏及主要的器官，禁用火针。

（3）对面部应用火针需慎重。

（4）对糖尿病患者禁用火针，因为其针孔不易愈合。

五、注意事项

（1）使用火针时要注意安全，防止烧伤或火灾等意外事故。

（2）体质虚弱的患者应采取卧位。

（3）火针针刺后，须向患者交代以下 3 方面的内容。其一，火针治疗后，当天针孔可能发红，或者针孔有小红点高出皮肤，甚或有些患者会出现瘙痒，嘱患者不必担心，这是机体对火针的一种正常反应，不会造成针孔感染。针孔属于轻度的烧伤，数天后可自行消失，不需要任何治疗处理。其二，当针孔瘙痒时，注意不要用指甲搔抓，否则红点范围扩大，影响下一次火针治疗。其三，火针治疗后当天最好不要沐浴，应保护针孔，以免污水浸入针孔，感染化脓。

（4）火针治疗后应注意清洁。

（5）火针治疗期间忌生冷饮食。

第 4 节　电针技术

一、定义

电针是针刺腧穴得气后，在针上通以（感应）人体生物电的微量电流（分为连续波、断续波）以刺激穴位、治疗疾病的一种疗法。

二、操作

1.打开电针仪，根据患者的病情调节波形、波幅、波宽、频率等，选择合适的穴位。时间为 30 分钟。

2.治疗结束后，先关闭电源，再起针。

三、适应证

（1）常用于脑卒中后康复、颅脑损伤后康复、颈肩腰下肢疼痛康复、急慢性软组织损伤等风湿类疾病的治疗。

（2）可用于各种痹病、疼痛、功能障碍、感觉异常的治疗。

四、禁忌证

（1）有心脏起搏器、心血管支架的患者禁止使用。

(2)极少数对电流特别敏感的患者,使用后若有不适,应暂停治疗。

(3)疲乏、饥饿或精神高度紧张者。

(4)皮肤有感染、瘢痕或肿痛部位,以及存在出血倾向及高度水肿者。

(5)癫痫患者禁用。

(6)小儿囟门未闭合头顶的腧穴部位。

五、注意事项

(1)电针仪使用前必须检查其性能是否良好、输出是否正常。

(2)应仔细调节点流量,开机时应逐渐由小到大调节,切勿突然增大,以免发生意外。

(3)对靠近延脑、脊髓等部位使用电针时,电流量宜小,不可过强刺激。对妊娠女性慎用电针。

(4)作为温针使用过的毫针,针柄表面往往氧化不导电,应用时应将输出线夹在毫针针体上。

(5)年老、体弱、醉酒、饥饿、过饱及过劳等,不宜行电针。

参考文献

曹娅军,王思诺,余燕,等.电针"百会""神庭"穴对血管性认知障碍大鼠海马泛素化修饰蛋白质组学的影响[J].中国康复医学杂志,2023.38(8):1025-1034.

第5节 浮针技术

一、定义

浮针疗法是用一次性的浮针等针具在局限性疼痛的周围皮下浅筋膜进行扫散等针刺活动的针刺疗法,是传统针灸学和现代医学相结合的产物。在继承和发扬古代针灸学术思想、宝贵实践经验的基础上,结合现代医学,尤其是现代针刺研究的成果,具有适应证广、疗效快捷确切、操作方便、经济安全等优点,对临床各科,特别是疼痛的治疗有较为广泛的作用。

二、技术操作

1.选择合适的体位

如体位选择不当,在施术过程中患者紧张,医生进针、行针不便,给患者带来痛苦。因此,治疗时必须根据所选进针点的具体部位选择适当的体位,便于患者放松,同时便于施术操作。

对初诊、精神紧张或年老、体弱、病重的患者,应尽量采取卧位。

2.明确疼痛点

疼痛点在临床上指的是软组织伤痛的激痛点(MTrP),不仅指疼痛的部位,多数情况下也是疼痛的原因。

3.确定进针点

进针点的选择关系到进针顺利与否,关系到疗效的好坏。

4.针刺前准备

针刺前必须做好消毒工作,其中包括进针部位的消毒和医生手指的消毒。

5.针刺操作

第一步进针,第二步运针。

(1)进针:进针时局部皮肤要松紧适度,现在多采用浮针专用进针器进针。

(2)运针:是指针入皮下至针刺完毕之间的操作过程。运针时,单用右手,沿皮下向前推进。推进时稍稍提起,使针尖勿深入。运针时可见皮肤呈线状隆起。在整个运针过程中，右手感觉松软易进，患者没有酸胀麻等感觉，否则就是针刺太深或太浅，对范围大、病程长的疼痛，运针深度可增加，反之，则缩短。

(3)扫散动作：以进针点为支点，手握针座，使针尖作扇形运动。操作时以右手中指抵住患者皮肤，使针座微微脱离皮肤，医生稍稍平抬浮针，使埋藏于皮下的针体微微隆起。操作时要柔和，有节律，操作时间和次数视疼痛的情况而定。也就是说，如果疼痛已经消失或不再减轻，则停止动作。运针完毕，移出针芯弃置利器桶，防止刺伤。然后将胶带贴附于针座，以固定留于皮下的软套管。在进针点处，用一个小的干棉球盖住针孔，再用胶带贴敷，以防感染。

三、适应证

慢性头痛、颈椎病、肩周炎、网球肘、腱鞘炎、腕管综合征、腰椎间盘突出症、腰肌劳损、膝关节炎、踝关节陈旧性损伤、股骨头坏死、强直性脊柱炎、胆囊炎、胆石症、慢性胃痛、慢性胃炎、胃溃疡、泌尿道结石、慢性附件炎、宫颈炎、痛经、顽固性面瘫等。

四、禁忌证

血糖控制不理想、出血性疾病、皮肤水肿、严重感染、妊娠女性等特殊患者群体。

五、注意事项

(1)如患者过于饥饿、疲劳、精神紧张，不宜立即针刺。

(2)对常有自发性出血或损伤后出血不止者，不宜针刺。

(3)皮肤有感染、溃疡、瘢痕或肿瘤的部位，不宜针刺。

(4)浮针疗法留针时间长，相对传统针刺疗法而言，较易感染。浮针器具只能一次性使用，同时要注意消毒。特别是对于容易感染的患者，如糖尿病患者，当加倍小心，慎防感染。

5.留针期间，应注意针口密封和针体固定，嘱患者避免剧烈活动和沐浴，以免汗液和水进入机体引起感染。

6.当肢体浮肿时，则提示效果不佳，改用它法治疗。例如，系统性红斑狼疮、类风湿关节炎的治疗，大量的激素导致水肿，在这种情况下，浮针疗法镇痛效果差。

7.对软组织损伤，如果浮针治疗后只有近期效果，病情反复发作，要考虑免疫系统疾病所致。

8.对无明确痛点的位置性疼痛(只有关节处于某一位置时，疼痛才显现出来)，效果往往不佳。

六、意外情况处理

1.皮下出血

当微量的皮下出血和局部小块发绀时，一般不必处理，可以自行消退，只需告知患者，消除其顾虑情绪及恐惧心理即可，不必立即起针。若局部肿胀疼痛较剧，发绀面积大而影响到功能活动时，可先起针，行冷敷止血，24小时后，再行热敷或在局部轻轻揉按，以促使局部瘀血消散吸收。

2.晕针

晕针是在针刺过程中患者发生晕厥的现象。应立即出针，令患者平卧休息，并给予温水口服。

参考文献

符仲华.浮针医学纲要[M].北京：人民卫生出版社，2016.

第6节 刃针技术

一、定义

刃针是田纪均教授结合传统中医的古九针和现代医学理论而发明的一种新型针刺方法。刃针既有针刀的解离松解作用，又有传统毫针的调和气血、疏通经络的作用。

二、技术操作

临床使用刃针疗法时，必须先通过物理学诊断、神经学诊断、影像学诊断等，综合做出明确诊断，并确定为适应证。操作时应以体表标志、体表投影为依据，确定治疗点，并准确标记出进针点和针刃方向。手术室环境需无菌，治疗点局部常规消毒。运用“撑开皮肤点刺法”“指压法”等，快速刺进皮肤进入皮下组织层，将刺入的疼痛感降低至最轻。

在刃针治疗过程中，为达到最佳治疗效果，常需医生和患者的相互配合，笔者称之为“两结合”，即医生感觉针下较正常的软组织硬、厚，难以穿过，而患者有较强的酸、麻、沉、胀、重感，微痛，或向周围及沿神经路线发散感（不是强烈放射和电击感）。逐层深入，临床中需细心体会针下异常和正常感觉，频繁询问患者，才能准确判断异常和正常感觉，使操作得心应手。

在刃针的治疗过程中，很多时候患者主述无酸、沉、胀、痛感，说明刃针触及的是无感觉神经末梢的正常软组织，应将针退至浅层且略改变针刃方向，逐层深入，找寻正常感觉再操作。操作的力度、方向、范围、深度等，均以针下病变软组织松解为准，切勿操作过度。

三、适应证

刃针疗法在临床上适用于慢性软组织损伤、陈旧性软组织损伤急性发作以及部分急性软组织损伤；还适用于外伤性滑囊炎、腱鞘炎、肌肉筋膜炎、末端病、增生性关节炎、周围神经卡压综合征、骨-纤维管卡压综合征、颈椎综合征、腰椎综合征、骨关节炎、疲劳性骨膜炎、软组织损伤性自主神经功能紊乱和脊柱相关疾病等，以及部分内科、骨科、妇科、皮肤科、肛肠科及整形美容外科疾病。

四、禁忌证

（1）全身发热或感染，严重内脏疾病患者的发作期。

（2）施术部位有红肿热或深部脓肿坏死。

（3）血友病、血小板减少症及其他凝血功能障碍者。

（4）施术部位有重要神经、动脉、静脉或主要脏器而又无法避开，有可能造成损伤者。

（5）急性局部软组织损伤有出血可能者。

（6）脑源性疾病所致的运动系统症状者。

（7）神经源性疾病患者。

（8）诊断不清或病变部位暂不能确定者。

（9）精神病患者或精神过度紧张无法配合者。

（10）严重的高血压病、冠状动脉性心脏病、心肌梗死、溃疡病、肝肾功能不全及传染病患者。

(11)结核病患者及疑似结核病史者。

(12)恶性贫血、恶性肿瘤患者。

(13)严重糖尿病,血糖未控制在正常范围者。

(14)年龄>80 岁或体质状况极差者、空腹者。

(15)严重类风湿关节炎、强直性脊柱炎、膝关节畸形,以及要求超过预期效果者。

(16)椎管内骨性狭窄、椎体 2°以上滑脱、脊髓出现软化灶及大小便明显障碍者。

(17)严重全身骨质疏松,出现广泛疼痛或多处压缩性骨折者。

(18)婴幼儿无法配合治疗者。

五、注意事项

刃针疗法是一种闭合性微创手术,有其特定的临床意义。所以,在操作前要根据病情,寻找施术部位(多数为痛点、压痛点、阳性反应点等),如不能找到明确的施术部位,则不应该选用本法治疗。

选择好部位,做好标记,方便针刺,按常规消毒对术野皮肤进行消毒(常用碘附)。

将刃针针刃置于标记处,将刃针迅速弹入皮肤,进入皮下组织,逐层依次进入直至刺到预期的组织部位。

在部位进行适当手法操作(切、割、拨、刺等)。进行操作时,动作要轻巧,禁止动作过大,损伤正常组织或重要脏器。

尽快用胶带封住针口,按压止血 1~5 分钟。

在 2 小时内,针口处尽量避免沾水或受污染,防止针口感染。

治疗后伤口局部或周围酸胀痛 3~5 天为正常现象,部分患者会出现酸痛麻胀,不需要治疗会自行消失。

治疗后应该以休息为主,配合轻度活动,如散步、慢跑、广播体操等。剧烈运动、长时间体力劳动、久坐久站、受凉等可引起病情加重。

若需第二次施术,一般应间隔 1~3 天;在同一部位再次施术应间隔 5~7 天。

应严格掌握刃针疗法的适应证和禁忌证,应熟悉正常人体解剖知识,操作时应按照操作步骤进行,不能存有侥幸心理。

六、意外情况处理

如果出现晕针或其他意外情况,应按照应急预案进行处理。

治疗后若疼痛剧烈者,请及时与医生联系,以免造成新的损伤。

如在治疗过程中,患者突然感觉胸闷、气短、呛咳或牵涉内脏不适感,主要是因为触及内脏外膜(主要是胸膜),应立即将刃针退至浅层,观察片刻,异常感消失再继续操作。

临床中如果遇到患者感觉锐性疼痛,则为触及血管外壁所致,应立即停止操作,将刃针稍提起略改变方向再深入,无异常感再操作。如在治疗时,患者突然感觉沿神经通路的强烈放射、疼痛、麻木或电击感,甚至上肢或下肢不自主抬动,则为触及神经外膜所致,应立即停止操作,将刃针稍提起略改变方向再深入,无异常感再操作。

参考文献

田纪钧.刃针疗法(3)——刃针疗法的适应证、禁忌证及操作要领[J].中国针灸,2005(4):285-286.

第7节 头针技术

一、定义

头针，又称头皮针，是在头部特定穴线进行针刺防治疾病的一种方法。

二、操作方法

(一)定位线

划分刺激区的两条标准定位线。

(1)前后正中线：从两眉间中点(正中线前点)至枕外隆凸尖端下缘(正中线后点)经过颅顶的连线。

(2)眉枕线：从眉中点上缘和枕外隆凸尖端的头侧面连线。

(二)刺激区定位和主治

1.运动区

【部位】上点在前后正中线中点向后0.5cm处；下点在眉枕线和鬓角发际前缘相交处。如果鬓角不明显，可以从颧弓中点向上引垂直线，此线与眉枕线交叉处向前移0.5cm为运动区下点。上下两点连线即为运动区。运动区又可分为上、中、下三部。

(1)上部：运动区的上1/5，为下肢、躯干运动区。

(2)中部：运动区的中2/5，为上肢运动区。

(3)下部：运动区的下2/5，为面运动区，亦称言语一区。

【主治】

(1)上部：对侧下肢、躯干部瘫痪。

(2)中部：对侧上肢瘫痪。

(3)下部：对侧中枢性面神经瘫痪、运动性失语(部分或完全丧失语言能力，但基本保留语言理解能力)、流涎、发音障碍。

2.感觉区

【部位】在运动区向后移1.5cm的平行线即是本区。感觉区可分为上、中、下三部。

(1)上部：感觉区的上1/5，为下肢、头、躯干感觉区。

(2)中部：感觉区的中2/5，为上肢感觉区。

(3)下部：感觉区的下2/5，为面感觉区。

【主治】

(1)上部：对侧腰及下肢疼痛、麻木、感觉异常；脑后、颈项部疼痛；头晕、耳鸣。

(2)中部：对侧上肢疼痛、麻木、感觉异常。

(3)下部：对侧面部麻木、偏头痛、颞颌关节炎等。

3.舞蹈震颤控制区

【部位】运动区向前移1.5cm的平行线。

【主治】舞蹈病、帕金森病。

4.晕听区

【部位】从耳尖直上1.5cm处，向前及向后各引2cm的水平线。

【主治】眩晕、耳鸣、听力下降。

5.言语二区

【部位】从顶骨结节后下方2cm处引一平行于前后正中线的直线，向下取3cm长的直线。

【主治】命名性失语，又称健忘性失语。患者称呼“名称”能力障碍，如患者不会称呼“椅”，只称呼为“坐的”；其他人称呼“椅”时，他能听懂。

6.言语三区

【部位】晕听区中点向后引4cm长的水平线。

【主治】感觉性失语。患者理解言语能力障碍,常答非所问。

7.运用区

【部位】从顶骨结节起分别引一垂直线及与该线呈 40°夹角的线,长度均为 3cm。

【主治】失用症。又称运用不能症,患者能力、肌张力及基本运动正常,但存在技巧能力障碍,如不能解纽扣、拾硬币等。

8.足运感区

【部位】在前后正中线的中点旁开左右各 1cm,向后引 3cm 长并平行于正中线。

【主治】对侧下肢瘫痪、疼痛、麻木;急性腰扭伤;夜尿;皮质性多尿;子宫脱垂等。

9.视区

【部位】在前后正中线的后点旁开 1cm 处的枕外隆凸水平线上,向上引平行于前后正中线的 4cm 长直线。

【主治】皮层性视力障碍。

10.平衡区

【部位】在前后正中线的后点旁开 3.5cm 处的枕外隆凸水平线上,向下引平行于前后正中线的 4cm 长直线。

【主治】小脑疾病引起的共济失调、平衡障碍;头晕;脑干功能障碍引起的肢体麻木、瘫痪。

11.胃区

【部位】从瞳孔直上发际处为起点,向上行平行于前后正中线的 2cm 长直线。

【主治】胃炎、胃溃疡等引起的胃痛、上腹部不适。

12.胸腔区

【部位】在胃区与前后正中线之间,发际上下各引 2cm 长的直线。

【主治】支气管哮喘、胸部不适等症状。

13.生殖区

【部位】从额角处向上引平行于前后正中线的 2cm 长直线。

【主治】功能性子宫出血、盆腔炎、子宫脱垂等。

(三)选穴方法

单侧肢体疾病选用对侧刺激区;双侧肢体疾病选用双侧刺激区;内脏全身疾病或不易区别左右的疾病,可双侧取穴,一般根据疾病选用相应的刺激区,并且可选用有关刺激区配合治疗。如下肢瘫痪可选下肢运动区配足运感区。

用毫针按一定方向沿皮下缓慢捻转进针,达到应有深度,快速旋转针体,幅度应达 360°以上, 捻转速度在每分钟 200 次左右。进针后转捻 2~3 分钟,留针 5~10 分钟,中间反复操作 2~3 次。亦可使用电针仪在主要刺激区通电,以代替手法捻转,频率可用 200~300 次/分,刺激强度及波形根据个人反应而定。

三、适应证

脑血栓形成及脑出血等脑血管意外后遗症、颅脑损伤、颅内炎症后遗症、舞蹈病、帕金森病、梅尼埃(美尼尔)病、耳鸣、精神性多尿、遗尿症、神经性头痛等。

四、禁忌证

脑出血患者昏迷期、病情未稳定者不宜使用。

五、注意事项

(1)因为头部有毛发,所以必须严格消毒,防止感染。

(2)由于头针的刺激强度比较大,刺激的时间比较长,所以要时刻观察患者的表情,防止晕针。

(3)由于小儿囟门闭合不全,头部穴位

不宜选用。

六、意外情况处理

如果进针发生弯针情况，可慢慢将针退出；若弯曲角度过大，应顺应弯曲方向将针退出。因体位改变所致者，应嘱患者慢慢恢复原来体位，使局部肌肉放松后，再缓慢退针。出现弯针情况时，切忌强拔针、猛退针。

参考文献

王富春，马铁明.刺法灸法学[M].北京：中国中医药出版社，2016：150-156.

第8节　穴位埋线技术

一、定义

穴位埋线是将羊肠线、蛋白线等埋入穴位，一方面肠线作为异种蛋白埋入穴位可提高机体应激、抗炎能力；同时，肠线在组织中被分解吸收对穴位起到持续刺激作用，以达到治疗目的。埋线疗法适用广泛，一般来说，凡能用针刺疗法治疗的疾病，均可应用穴位埋线疗法治疗，尤其对疼痛性疾患、功能性疾病、慢性疾病疗效显著。

二、技术操作

1.工具

一次性使用埋线针[9#、7#]、可吸收外科缝线[0#1cm、0#2cm]、碘附、棉签、无菌弯盘、镊子、剪刀、持针器。

2.体位选择

医生便于操作的治疗体位，由当时治疗环境决定。

环境要求：术前环境应进行紫外线消毒，保持环境卫生、干燥，避免污染，应提供舒适的环境。

3.消毒

根据材料选择适当的消毒或灭菌方法，应达到国家规定的医疗用品卫生标准及消毒与灭菌标准，参见GB/T 15981。一次性使用的医疗用品还应符合GB 15980的有关规定。

4.施术步骤与方法

对操作的部位进行常规皮肤消毒后，取一段埋线用的可吸收外科缝线，从埋线针的前端，放入针体，用一只手拇指和示指紧绷或提捏局部皮肤，另一只手持针，快速透皮，缓慢进针，针尖进到所需要的深度，边推针芯边退针体，做到针尖在什么深度，线体就在什么深度，将可吸收外科缝线埋置在穴位的正常深度或脂肪层。拔针后用无菌胶贴轻轻按压几分钟，保护针孔2~3小时。

三、适应证

1.疼痛性疾病

包括神经性疼痛、慢性炎症性疼痛、内脏疼痛等，如头痛、三叉神经痛、偏头痛、坐骨神经痛、关节炎性疼痛、胃脘痛、心绞痛等。

2.功能性疾患

包括神经性、精神性、内分泌及内脏功能失调性疾病，如眩晕、舞蹈病、神经官能症、心律不齐、高血压、胃肠神经官能症、神经衰弱、失眠、功能性子宫出血、月经不调、阳痿、遗精、不孕症、癔症麻痹、咽部异感症、肥胖症等。

3.慢性疾病

包括内、外、妇、儿、五官、皮肤等各科慢性疾病，如内科的支气管炎、支气管哮喘、慢性胃炎、胃及十二指肠溃疡、胃下垂、中风、坐骨神经痛等；外科的颈椎病、肩周炎、慢性阑尾炎、胆囊炎等；妇科的月经不调、带下病、不孕症、子宫出血、经前期紧张综合征、更年期综合征；儿科的小儿脑瘫、百日咳、小儿遗尿、儿童多动症；皮肤科的银屑病、神经性皮炎、荨麻疹等；五官科的鼻炎、视神经萎缩等。

四、禁忌证

（1）皮肤局部感染或溃疡时不宜埋线。

（2）血糖控制不佳者。

（3）对蛋白质和金属过敏者、肺结核活动期、骨结核、严重心脏病或妊娠期等均不宜使用本法。

五、注意事项

（1）埋线当天不建议沐浴、游泳，保持局部皮肤干净、清洁。

（2）埋线 3 天内不建议食用海鲜、刺激性食物，以清淡饮食为主。

（3）埋线后可出现正常穴位反应，如埋线穴位经络出现酸、沉、胀、麻等不同程度的感受，2~3 天可自行缓解。

（4）埋线和针具触及皮下微小毛细血管，或进入穴位后可形成瘀血、肿块，3~5 天即可自行缓解。可以使用艾条灸 10~15 分钟，起到温阳通络的作用，促进瘀血、肿块的吸收。

（5）患者精神紧张、大汗、劳累后或饥饿时慎用埋线疗法。

（6）埋线时应根据不同穴位选择适当的深度和角度，埋线的部位不应妨碍机体的正常功能和活动。应避免伤及内脏、脊髓、大血管和神经干，不应埋入关节腔内。

六、意外情况处理

瘀血、肿块 3~5 天即可自行缓解，如未吸收可以使用艾条灸 10~15 分钟，起到温阳通络的作用，促进瘀血、肿块的吸收。

参考文献

任树森.中医穴位埋线疗法[M].北京：中国中医药出版社，2011.

第2章 灸法技术

第1节 督灸技术

一、定义

督灸是中医的一种传统外治方法，又称为督脉铺灸。取督脉上大椎穴至腰俞穴为施灸部位，因其在背部督脉正中铺艾点火，形如长蛇，也称为长蛇灸。督脉为阳脉之海，连通全身经络。

二、技术操作

(一)操作前准备

嘱患者忌食辛辣刺激食物2天，以清淡素食为主，患者需自备生姜。

(二)操作

取督脉的大椎穴至八髎以及督脉两旁的膀胱经穴位作为施灸部位。

1.准备物品

7斤生姜(可根据患者体型不同适量加减)，毛巾1条，足量的衣物用于治疗后保暖。

2.操作步骤

(1)令患者裸背俯卧于治疗床。

(2)在患者背部进行闪罐，通经活络以防患者俯卧时间长而过于劳累。

(3)将宽10cm、长40cm的纱布覆盖在患者背部的上面，纱布的中央对准督脉，医生沿脊柱凸部撒督灸粉呈线条状。

(4)将姜泥牢固地铺在纱布中央，要求姜泥覆盖督脉及膀胱经，高2~3cm，长为大椎穴至腰俞穴的长度，可根据患者寒凉痛重的部位适量加减姜泥的宽度和厚度。

(5)固定姜泥后，在姜泥两旁用毛巾覆盖患者身体，防止患者受风，以防艾灰掉落直接接触患者皮肤造成烫伤。

(6)将艾绒平铺于姜泥上，滴入酒精点燃，每次共3状，每状30~40分钟，待其自然燃灭后更换下一状。

(7)灸完3状后取下姜泥，用湿热毛巾轻轻揩干净灸后的药泥及艾灰。

(8)在患者背部穴位拔罐，10分钟起罐，涂抹刮痧油，并附上保鲜膜，以防患者受风着凉。

3.治疗时间

每次治疗2~3小时，7天治疗1次，10次为1个疗程。

三、适应证

(1)强直性脊柱炎、类风湿关节炎、椎间盘突出、增生性脊柱炎、骶髂关节炎、老年性骨质疏松的有效率大于95%。

(2)亚健康状态：畏寒畏风、体质虚弱容易感冒、容易疲劳、精力不足、容易失眠。

(3)生殖系统疾病：妇科炎症、宫寒不孕、痛经等。

(4)可作为冬病夏治的敷贴补充和加强。

(5)肺系肺气亏虚、改善睡眠、溃疡性结肠炎；呼吸系统疾病包括慢性支气管炎、哮喘、肺气肿、慢性阻塞性肺疾病等，多为慢性疾病，天气寒凉时及抵抗力下降时容易发作。

除了系统的药物治疗外，辅助中医传统疗法督灸治疗，效果会更好。

（6）治疗女性惧冷兼具美容的作用。

（7）对阳虚体质、痰湿体质的调理作用。

（8）支气管哮喘、慢性胃病、慢性腹泻、女性痛经、年老久病、虚损劳伤。

四、禁忌证

（1）糖尿病患者、高血压患者、心脏病患者、高热患者、出血性疾病患者不宜进行督灸疗法。

（2）既往有重大疾病患者也不宜灸治。

五、注意事项

（1）嘱患者治疗期间不能随意活动，以防艾灰掉落或是督脉上的姜层断裂造成烫伤，如若坚持不住，须告知医护人员，为其采取方法措施。

（2）治疗后，患者应做好保暖以防受风，禁食辛辣刺激的食物和海鲜，治疗后8个小时内不能沐浴，以防止受风。

六、意外情况处理

（1）艾灸过程中出现艾绒脱落，应立即用镊子将艾绒放入水中熄灭。

（2）艾灸后出现水泡，若较小，可以观察，使其自行吸收；若较大，则用消毒毫针沿水泡边缘刺破，放出泡液并保护好创面。

参考文献

罗丹妮，庞亚铮，鲁士友.督灸疗法起源及应用探析[J].山东中医杂志，2018，37(5)：1360-363.

第2节 脐灸技术

一、定义

脐灸，即在肚脐上直接艾灸或隔药灸，肚脐皮肤直接与筋膜、腹膜相连，容易借助艾火的纯阳之力，刺激组织，以疏通经络、调和气血，从而达到防治疾病的目的。

二、技术操作

【方法1】艾炷直接灸。

每次灸15~30分钟，每天1次，连灸10次为1疗程。全年可不定时灸3~5个疗程，三伏、三九时期施灸效果更佳。将燃烧的艾炷直接悬在脐中上方（1~3cm）施灸，以患者有温热感为度。因体质过虚而出现的胃肠功能紊乱等疾病用此法防治效果较好。

【方法2】神阙隔姜灸。

每次灸15~20分钟，每2天1次，每月灸10次，冬至开始灸最好。把生姜切成薄片，并在姜片穿刺数孔，覆盖于脐上，在姜片上放置艾炷并点燃，以患者感到温热且舒适为度。对寒邪引起的消化不良、腹痛等症状有防治作用。

【方法3】神阙隔盐灸。

一般灸3~9壮，但对急性病证（用于回阳、救逆、固脱）则可多灸，不拘壮数。令患者仰卧，暴露脐部。取纯净干燥之细白盐适量，可炒至温热，放置并纳入脐中，使之与脐平。如患者脐部凹陷不明显，可预先使脐周湿润，再填入食盐。然后在上放置艾炷施灸，直到患者稍感烫热，即更换艾炷。多用于急性寒性腹痛、吐泻、痢疾、小便不利、中风、脱证等。

【方法4】其他药物。

如需再隔其他药物施灸，先填入药物（药膏或药末），然后上置艾炷施灸，直至患者稍感烫热，即更换艾炷。一般灸 3~5 壮，作用依据药物而定。

三、适应证

脐灸的功用及适应证十分广泛，对消化、泌尿、呼吸、生殖、神经、心血管系统均有治疗作用。同时能增强机体免疫力，广泛用于内、外、妇、儿、皮肤、五官科疾病，此外也可预防疾病。

四、禁忌证

(1)有严重心血管疾病者。

(2)体质特别虚弱者。

(3)妊娠期、哺乳期的女性。

(4)过敏性皮肤病患者。

五、注意事项

(1)嘱患者饮食宜以清淡为主，忌生冷、甜食、油腻、海鲜等易致敏及刺激性食物；戒牛肉、烧鹅、鸭肉、狗肉、羊肉等温燥之品。

(2)脐部皮肤娇嫩，脐灸次数较多时，宜在用药或治疗前先在脐部涂一层凡士林，小儿尤应注意。

(3)开始治疗时个别患者会出现腹部不适或隐痛感，一般几天后可自行消失。

(4)该治疗宜在室内进行，注意保暖，以免患者受凉，体虚者、老年人、小儿尤应注意。

(5)当用于小儿时应妥善护理，嘱其不能用手搔抓或擦拭，以防艾炷脱落。同时小儿肌肤娇嫩，治疗时间也不宜过久。

六、不良反应和处理

艾炷灸容易产生水泡，应注意观察。如已产生水泡，不可擦破，可任其自然吸收；若水泡过大，经 75%酒精消毒后用注射器将泡内液体抽出，外涂甲紫(紫药水)，再用敷料保护，以防感染。

参考文献

[1]姜蕾，孙晓红，王秀.中医脐疗的现代临床进展简述[J].基层中医药，2023，6：132-137.

[2]祝红，黄胜楠，苗明三.基于数据挖掘的脐疗法临床应用特点分析[J].中医学报，2023，38(3)：658-664.

第 3 节　温针灸技术

一、定义

温针灸技术是针刺与艾灸相结合的一种方法，又称针柄灸。即在留针过程中，将艾绒搓团捻裹于针柄上点燃，通过针体将热力传入穴位。每次燃烧 3~5 壮。

二、技术操作

(1)准备物品，向患者做好解释工作，取得患者合作。

(2)选取患者合适体位，暴露局部针刺穴位，嘱患者注意保暖。

(3)医生根据患者情况辨证取穴，选取主要穴位和配穴。

(4)常规穴位消毒，取长度在 1.5 寸的毫针，刺入穴位得气后，固定针体并留针。

(5)在针柄上放置艾炷，套在针柄上，距离皮肤 2~3cm，从其下端点燃进行施灸。

(6)当艾炷燃尽后更换艾炷继续灸，灸 3~5 壮。

(7)施灸时观察有无针刺意外，及时清除脱落的艾灰。

(8)施灸完毕，除去艾灰，起针，用无菌干棉球轻压针孔，以防出血。

三、适应证

主要用于风寒湿痹证、腰椎间盘突出症、颈椎病、肩周炎、骨质增生、心悸、痛风、胃脘痛、泄泻、腹痛。

四、禁忌证

(1)饥饿、压力大或过度劳累者。

(2)皮肤局部有感染、出血或有瘢痕组织。

(3)小儿囟门未闭合时,头部穴位不宜针刺。

五、注意事项

(1)针柄上的艾炷必须捻紧,针旁可放置水碗,防止艾灰脱落烫伤皮肤或灼烧衣物。

(2)温针灸要严防艾火脱落灼伤皮肤。可预先用硬纸剪成圆形,并且剪一至中心的小缺口,置于针下穴位区域之上。

(3)温针灸时,嘱患者不要随意移动肢体,以防灼伤。

六、意外情况处理

1.晕灸

立即停止温针灸,使患者平卧于空气流通处,给予温开水,平卧休息。

2.烫伤

轻度烫伤将创面进行冷敷30分钟;如起水泡,水泡较小,只要不擦破,不用处理,可自然吸收;水泡较大,可用消毒毫针从水泡的基底部刺破,放出泡液,注意不要撕掉泡皮,以保护创面。

参考文献

王富春,马铁明.刺法灸法学[M].第4版,北京:中国中医药出版社,2016.

第4节 麦粒灸技术

一、定义

麦粒灸是将艾绒搓成如麦粒样大小的艾粒,直接置于皮肤上施灸,从而防治疾病的一种中医疗法。

二、技术操作

根据麦粒灸对皮肤的灼烫程度,分为非化脓麦粒灸和化脓麦粒灸两种。

1.非化脓麦粒灸

(1)解释灸感:向没有麦粒灸经历的患者说明施灸过程,要求患者出现灼痛时立刻呼"烫",不要移动肢体。

(2)准备材料:麦粒灸的艾粒体积可分大、中、小3种。多呈长圆形或卵圆形,也可将艾粒底部压平成半粒米样。大艾粒,艾粒如一颗完整麦粒,取6mg艾绒,制作高约5mm、腹径3mm的艾粒;中艾粒,取4mg艾绒,制作高4mm、腹径2.5mm的艾粒;小艾粒,如半粒米,取2mg艾绒,制作高3mm、腹径2mm的艾粒。

根据艾粒的松紧程度分为"软丸""硬丸""中等硬丸"3种。软丸,取少量艾绒,略按压成形,几乎未经搓捻,艾粒比较松散。含绒量较少,燃烧时间短、温度稍低。硬丸用右手拇、示指反复均匀地搓捻艾绒。含绒量较多,燃烧时间较长、温度较高。中等硬丸,松紧程度介于两者之间。

此外,准备好线香、灭火用的盛水小杯、镊子、消毒干、湿棉球等。

(3)安置体位:使患者处于取穴方便、放松的体位,使体位舒适持久。

（4）点燃艾粒：在选定的穴位上，将艾粒竖立置于穴位上，用线香暗火点燃艾粒顶端，使其燃烧。

（5）移除残艾：待艾粒烧剩 1/5~2/5、受试者呼“烫”时，即用镊子将残余艾粒移至盛水的小杯中，再进行下一步操作。

（6）清理皮肤：灸完预定的壮数后，用消毒棉球将穴位处残留灰烬轻轻擦拭干净，无须涂抹消毒药物。

2.化脓麦粒灸

化脓麦粒灸的操作过程大体与非化脓麦粒灸相似。不同之处在于化脓麦粒灸的艾粒多采用大艾粒或中艾粒，对疼痛敏感者艾粒也可由小而逐渐增大，由松而逐渐紧实。每壮艾粒都要求燃烧完毕，因此，刺激程度比非化脓麦粒灸强，施灸后会出现水泡、化脓现象。

（1）知情同意：向患者说明化脓灸的作用、操作过程及反应，在患者知情同意的前提下实施。

（2）体位舒适：为预防晕灸，宜采取卧位和有依靠的坐位。

（3）燃尽艾粒：将艾粒置于穴位上，用线香点燃艾粒顶端，使其燃烧。每壮艾粒燃尽后，掸除艾灰，再放置下一个艾粒继续施灸。为减轻患者疼痛，操作者可用手指在灸穴周围，轻轻按压皮肤。

（4）清理创面：灸完规定壮数至局部皮肤焦黑后，用消毒干棉球将施灸处灰烬轻轻擦拭干净，用消毒干敷料覆盖。

三、适应证

应用范围很广，尤其对风寒湿痹、寒痰喘咳，以及脏腑虚寒、阳气虚损引起的各种病证疗效较好。

四、禁忌证

1.颜面部、心前区、体表大血管部位和关节肌腱部位不可用化脓麦粒灸。

2.女性妊娠期的腰骶部和小腹部禁用化脓麦粒灸。

五、注意事项

（1）施行麦粒灸前向患者解释本技术的操作特点，说明施灸程度和反应，在患者理解和同意后，再施行麦粒灸技术。

（2）灸后水泡较小可待其自行吸收，水泡较大者可用消毒针刺破，放出泡液并外敷消毒干敷料。

（3）对皮肤感觉迟钝患者，谨慎控制麦粒灸烧灼强度，避免过度灼伤。

（4）施行非化脓麦粒灸后可以正常沐浴。化脓麦粒灸的灸疮用创可贴覆盖后可以沐浴。洗浴应避免触碰创面，不要洗脱灸痂。长期施行麦粒灸，有创面、渗出物或结痂者，可用创可贴保护灸疮，采用冲淋的方式，不要过多浸泡和擦洗。

六、意外情况处理

（1）灸痂不易愈合者，应妥善保护灸痂。以便在需要增加灸量继续施灸时，可以在灸痂上施灸，使患者容易忍受灼痛。

（2）如发生继发感染，可用黄芩油膏等涂贴。溃烂创面不大，可任其自然结痂恢复。

参考文献

[1]王慧芳，徐小珊，楼金成，等.基于现代文献麦粒灸临床应用研究[J].世界中西医结合杂志，2022，17（12）：2381-2384，2400.

[2]许骞，刘力源，张荣贤，等.基于 mTOR/HIF-1α/VEGF 信号通路探讨麦粒灸“足三里”对高脂饮食大鼠血管损伤和氧化应激的影响[J].中国针灸，2024，44（04）：433-440.

第 5 节　核桃灸技术

一、定义

核桃灸是灸法名，隔物灸之一，是指以核桃壳为隔垫物，上置艾炷施灸的方法。

二、技术操作

1.制作方法

选取合适的中药处方备用，制备浸泡核桃壳的药液，煮沸后，将核桃壳浸泡至药液中持续 4 小时以上。选取适宜大小的核桃 1 个，劈成两半；用细铁丝制成一副眼镜形装置，距离适中，以防烫伤皮肤；镜框的外侧用钢丝向内弯成钩形，长和高均约 2cm。

2.操作方法

施灸时，将核桃壳套在镜框上，放置长约 1.5cm 的艾卷或艾条，点燃后使患者佩戴该装置于患眼上施灸（图 2–5–1）。

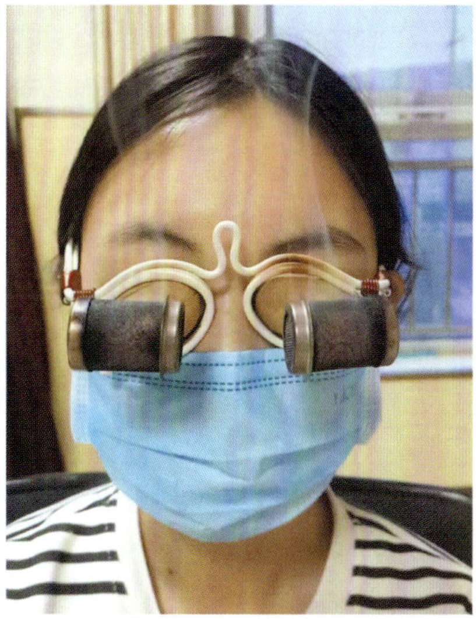

图 2–5–1　核桃灸。

（1）安置体位：使患者处于取穴方便、放松的端坐体位，使体位舒适持久。

（2）点燃艾炷：在选定的穴位上，将艾炷置于制作的眼镜框中，用线香暗火点燃艾柱顶端，使其燃烧，一般情况下灸 2~3 壮。

（3）知情同意：向患者说明核桃灸的作用、操作过程及反应，在患者知情同意的前提下实施。

（4）体位舒适：为预防晕灸，宜采取卧位和有依靠的坐位。

（5）燃尽艾炷：将艾炷竖立置于穴位上，用线香暗火点燃艾柱顶端，使其燃烧。每壮艾炷燃尽后，掸除艾灰，再放置下一个艾炷继续施灸。

三、适应证

隔核桃壳灸是一种隔物灸法，该方法记载于清·顾世澄的《疡医大全·卷八·艾灸门主方》：“桃壳灸法（《毕驿承集》）大核桃劈开，去肉、壳背钻一孔，内填溏鸡屎令满，将有屎一面合毒顶上，孔外以艾灸之。不论壮数，惟取患者宽快，壳热另换一壳。如法灸之，其毒立好，真奇方也。”古代文献记载在核桃灸内填溏鸡屎可外治疮痈，也可以制成药物内服，从而治疗外科瘰疬。隔核桃壳灸经过不断地改良常用于眼病的治疗，例如，干眼症、老年性白内障、视疲劳、近视等。

四、禁忌证

（1）如眼部、颜面部皮肤有破损、化脓等禁用。

（2）对于存在糖尿病视网膜病变、高血压、心脏病等患者慎用。

五、注意事项

（1）施行核桃灸前要向患者解释本技术

的操作特点，说明施灸程度和反应，在患者理解和同意后，施行核桃灸技术。

（2）灸后眼部皮肤会有湿润感，属于正常现象。

（3）在治疗期间，嘱患者避免过度用眼，并保持心情舒畅。

参考文献

[1]吴紫琼，辛瑞.隔核桃壳灸治疗眼干燥症浅析[J].中国民间疗法，2023，31（11）：13-15.

[2]任远方，李梓萌，兰颖，等.隔核桃壳灸治疗眼疾的临床研究论述[J].中国民间疗法，2021，29（9）：123-125.

第6节 苇管灸技术

一、定义

温管灸是指用苇管（或竹管）作为灸器向耳内施灸的一种方法。因用苇管作为灸具，所以也称苇管灸。

二、技术操作

（1）嘱患者平卧，将苇管器的圆端置入患侧耳孔内，深度以患者耳孔大小适当调节，使其稳固不滑落为宜。

（2）把捏好的艾炷放在苇管器另一端的金属片上，点燃施灸，以患者自觉耳部有温热感觉为度（图2-6-1）。艾炷自行燃尽为1壮，一般灸7壮或9壮，时间约30分钟，1次/天。

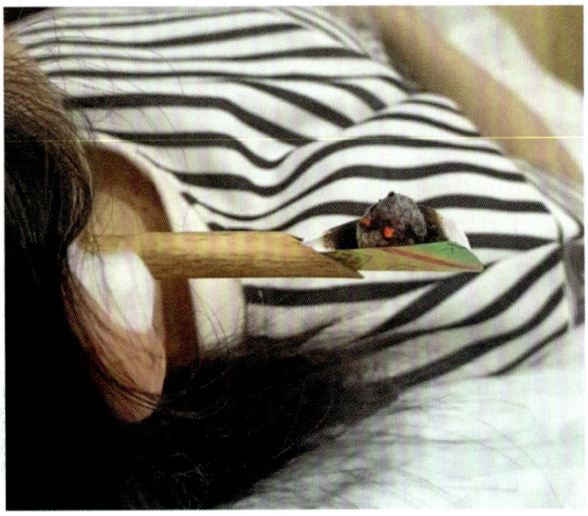

图2-6-1 温管灸。

三、适应证

在《备急千金要方》中孙思邈有关于苇管灸治疗耳疾的记载，其用苇筒做成苇管器，将黄豆大小的艾炷置于苇筒一端，并将苇筒另一端置于耳中，以线香点燃艾炷，灸7壮或9壮，以达到治疗疾病的一种技术，尤其对于治疗耳部疾病临床效果显著。临床应用广泛，苇管灸对于耳鸣实证、虚证均能起到很好的治疗效果，实证可以引邪外出或以热引热；虚证则可以温补和调。

四、禁忌证

（1）耳部有化脓、皮肤破损等禁用。

（2）对于存在高血压、心脏病等患者，慎用。

五、注意事项

（1）施行苇管灸前要向患者解释本技术的操作特点，说明施灸程度和反应，在患者理解和同意后，施行苇管灸。

（2）艾灸过程中及时询问患者感受，若

有任何不适随症处理。

（3）艾灸后需保持心情愉悦，耳部疾病患者需在安静场所，避免噪音过大。

参考文献

范金桃．针灸疗法治疗耳鸣的临床研究概况和思考[J].中国民间疗法，2023，31（5）：122-125.

第 3 章 刮痧技术

一、定义

刮痧技术是在传统中医经络腧穴理论指导的基础上，应用牛角、玉石等器具，蘸取相应的介质，在身体表面皮肤进行刮拭，使身体局部产生“出痧”变化，从而达到保健和治疗疾病目的的一种治疗技术。

二、技术操作

1.刮痧器具

（1）刮痧板是刮痧的主要器具，材质以水牛角、玉石、砭石类为主，形状以长方形最为常用。临床还有多种异常形态的刮痧板，如鱼形、半圆形、肾形、梳状等。见图 3-1-1 和图 3-1-2。

1）长方形刮痧板一般有两个长边，一个边稍厚，适用于保健强身，一个边稍薄，适用于疾病的治疗。还有两个短边，亦有刮痧板的两个短边存在 1~2 个凹口，适用于关节附近的腧穴或鼻梁、手指、足趾等呈曲面部位的刮痧操作。

2）半圆形：适用于人体脊柱双侧、腹部和四肢肌肉较丰满部位的刮痧。

3）梳状：便于接触皮质，保护头发，宜用于头部刮痧。

（2）刮痧介质：目前最为常用的刮痧介质有刮痧专用油、植物油、润肤霜等。

2.操作方法

（1）持板要点

1）刮痧操作者多以右手持板，左手辅助，刮痧时利用指力和腕力使刮痧板与皮肤之间夹角呈 45°~60°为宜。

2）手拿刮板，治疗时刮板厚的一面接触手掌，保健时刮板薄的一面接触手掌。

（2）刮拭要点

1）刮拭时颈背部、肢体部从上向下刮拭；胸部正中应由上向下，肋间则应由内向外；头部一般采用梳头法，由前向后，由正中向两侧；下颌向外上刮拭；腰部、腹部则应由上向下，逐步由内向外扩展。

操作时：单项刮拭应尽量拉长单项距离，切忌来回刮拭。

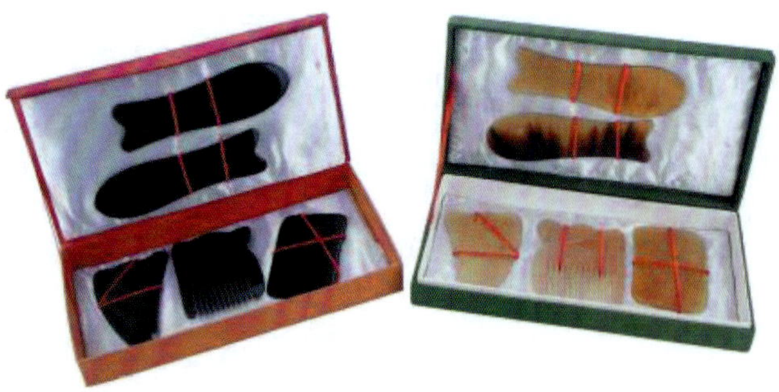

图 3-1-1　牛角刮痧板。

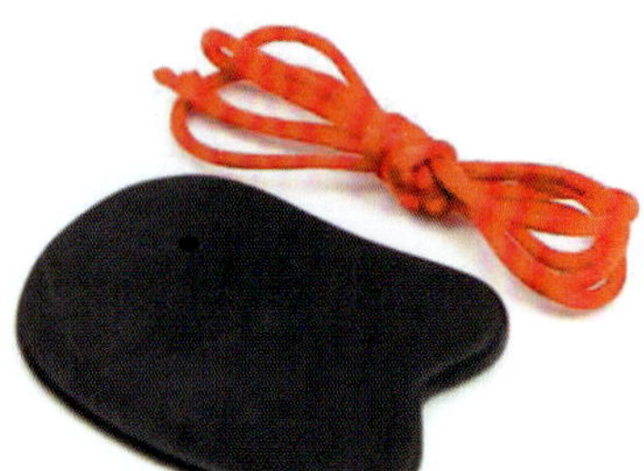

图 3-1-2　砭石刮痧板。

2)刮拭时用力要均匀,由轻到重,以能够承受为度。对于年幼或年长气虚者力度宜轻。

3)一般刮至皮肤"出痧",表现为:颜色潮红或紫红色;出现粟粒状、丘疹样斑点,或片状、条索状斑块等;局部热感或轻微疼痛。另外有些患者不易出痧或出痧较少,不可强求出痧。

(3)刮拭手法及适应证:根据患者个体情况和疾病轻重选择不同的刮拭部位,应用不同的刮拭手法。

1)按刮拭力度可分为:轻刮法和重刮法。

• 轻刮法:刮拭力量小,被刮者痛感不明显,刮后仅有皮肤微红,一般无瘀斑。此法适用于年幼或年老体虚者,或者痛觉敏感部位的刮拭。

• 重刮法:刮拭力量大,一般以患者最大承受能力为度,刮后达到"出痧"目的,此法应用于青壮年体质较强且有明显热证、实证患者或腰背部、下肢等肌肉丰厚的部位。

2)按刮拭速度可分为:快刮法、中刮法和慢刮法。

• 快刮法:一般应用于实证患者,频率≥100次/分。

• 中刮法:一般应用于虚实夹杂患者,频率约60次/分。

• 慢刮法:一般应用于虚证患者,频率≤30次/分。

(4)刮拭时间

1)治疗时间:局部刮痧以3~5分钟为宜,全身刮痧以10~20分钟为宜,治疗时间一般不超过20分钟。

2)间隔时间:每次治疗的时间间隔为3~7天,或以皮肤表面痧印消退无痛为宜。

3)疗程:急性病2~5次为一个疗程。慢性病7~10次为一个疗程。

三、适应证

刮痧技术适用于临床多种急慢性病证,尤其适用于呼吸系统疾病、胃肠道疾病。

(1)头部刮痧主治病证:脑血管疾病后遗症、神经衰弱、各种头痛、高血压、眩晕、记忆力减退、头发早白、感冒、脱发等。

(2)面部刮痧主治病证:面部疾病、雀斑、痤疮以及防衰美容。

(3)颈部刮痧主治病证:颈椎病、落枕及脑、眼、咽喉等部位的病证。

(4)背部刮痧主治病证:治疗全身及五脏六腑的病证 ,如感冒(寒热均可)、肺热咳嗽,肝郁气滞、肝火旺盛引起的疾病等。

(5)胸部刮痧主治病证:心、肺疾病,另外可治疗和预防女性乳腺小叶增生、乳腺炎等乳腺疾病。

(6)腹部刮痧主治病证:主治肝胆、脾胃、肾、膀胱、大肠、小肠病变。

(7)四肢刮痧主治病证:主治全身病证。

四、禁忌证

(1)有严重心脑血管疾病、肝肾功能不全、全身浮肿者。

(2)对妊娠女性的腹部、腰骶部禁用刮痧。

(3)凡体表有疖肿、破溃、疮痈、斑疹和不明原因包块处禁止刮痧。

(4)对急性扭伤、创伤的疼痛部位或骨折部位禁用刮痧。

(5)接触性皮肤病传染者忌用刮痧。

(6)有出血倾向、凝血功能异常者。

(7)过度饥饱、过度疲劳、醉酒者不可接受重力、大面积刮痧,否则会引起虚脱。

五、注意事项

（1）不宜连续大面积刮痧治疗，每次治疗时间不宜过长，刮痧后应避风、保暖。

（2）刮痧时患者选择舒适恰当的体位，既要避免患者因不适而影响治疗，也要避免医生因体位不当而影响治疗。

（3）刮痧过程中若出现头晕、目眩、心慌、出冷汗、面色苍白、恶心欲吐，甚至神昏扑倒等晕刮现象，应立即停止刮痧，使患者呈头低足高平卧位，饮用一杯温开水或温糖水，注意保暖，或者用刮痧板点按患者百会、人中、内关、足三里、涌泉穴。

（4）刮痧治疗后可适当饮温开水，不要立刻外出，一般3小时左右方可沐浴，水温不宜过低。

六、病例分析

落枕（“失枕”）

落枕的发病过程多为入睡前无任何症状，晨起后项背部有明显的酸痛、僵硬，颈部向某一方向转动受限。病因多是睡眠过程中姿势不适、枕头不舒服、感受风寒等。手法检查时颈部肌肉有压痛、浅表肌肉有痉挛或条索样改变。

【治法】舒筋活络，通痹止痛。

【刮痧部位】刮痧治疗落枕时刮拭的主要部位为颈部、肩部、后背的上部。

【操作】

（1）颈部：患者取坐位。采用刮痧板刮拭，颈部两侧夹脊、颈部正中从上向下刮拭，力度不宜过大，刮拭10~20次。

（2）肩部：肩部以大椎-肩井-肩峰方向的基础线进行刮拭，力度适中即可，刮拭时间为3分钟。

（3）背部：背部顺颈部刮拭方向向下进行，力度同上，刮拭一般为10~20次。

落枕一般治疗疗程较短，1~2次即可痊愈，首次治疗后可间隔5天再次治疗，以巩固疗效。

第 4 章 拔罐技术

第 1 节 拔罐技术

一、定义

拔罐技术是以杯罐为器具，利用热燃、抽气等方法排除罐内空气，造成负压，使罐吸拔于体表特定部位（患处、穴位），形成局部充血或瘀血，从而达到防病治病、强壮身体的一种外治方法。

二、技术操作

（一）常用器具

1.罐具

包括玻璃罐、竹罐、陶罐、抽气罐。

玻璃罐：优点是质地透明，可以直接看到局部皮肤的变化。缺点是容易破碎。竹罐：优点是质地轻，不易摔碎。缺点是容易开裂漏气，吸附力小。陶罐：优点是吸力大。缺点是质地重，容易摔碎。抽气罐：优点是操作简便，吸力大，安全。缺点是无温热作用。

2.其他

止血钳、95%酒精、棉球、打火机、治疗盘等（图 4–1–1）。

（二）罐的吸附方法

1.火吸法

（1）闪火法：将带有火焰的酒精棉球置于罐底一闪，迅速撤出，迅速将罐扣在应拔部位。

（2）投火法：点燃纸片或棉花，投入罐内，迅速将罐扣在应拔部位。

（3）滴酒法：将 95%的酒精滴入罐内 1~3 滴，沿内壁摇晃均匀，点燃后，迅速扣在应拔部位。

（4）贴棉法：将 1~2cm 的酒精棉片贴在罐底或中下 1/3 处，点燃后迅速扣在应拔部位。

2.水吸法

适用于竹罐，将竹罐放置在沸水或药液中，用镊子将罐口朝下夹出，立刻用凉毛巾按紧罐口，迅速将罐扣在应拔部位。

3.抽气法

将罐扣在应拔部位，用抽气筒抽出罐内空气。

（三）操作方法

1.常用拔罐方法

（1）留罐：又称坐罐，即拔罐后将罐吸附留置于吸拔部位 10~15 分钟，然后起罐。

（2）走罐：又称推罐，先在罐口或欲拔罐的部位涂一些润滑剂，再将罐吸附住。然后，

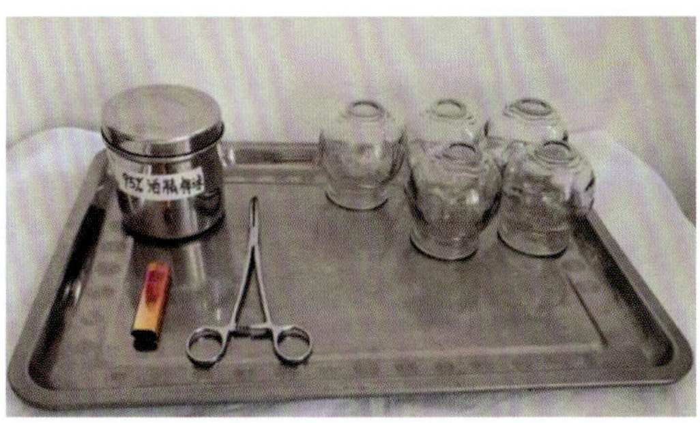

图 4–1–1 治疗盘。

再用手握住罐，稍微倾斜罐体，向上、下、左、右往返推动，至皮肤潮红、充血甚至瘀血（图4-1-2）。

（3）闪罐：采用闪火法将罐吸附住后，又马上取下，再迅速吸附住，反复操作，直至皮肤潮红充血甚至瘀血（图 4-1-3）。

2.术前准备

（1）仔细检查患者，确定是否存在适应证，有无禁忌证。

（2）检查应用的物品是否齐备，按次序排放好。

（3）对初次接受拔罐的患者说明操作过程，解除其紧张情绪。

（4）选择合适的体位：选择使患者舒适、肌肉放松、施术部位可以充分暴露的体位。一般采用仰卧位、俯卧位、侧卧位、俯伏坐位及坐位等。

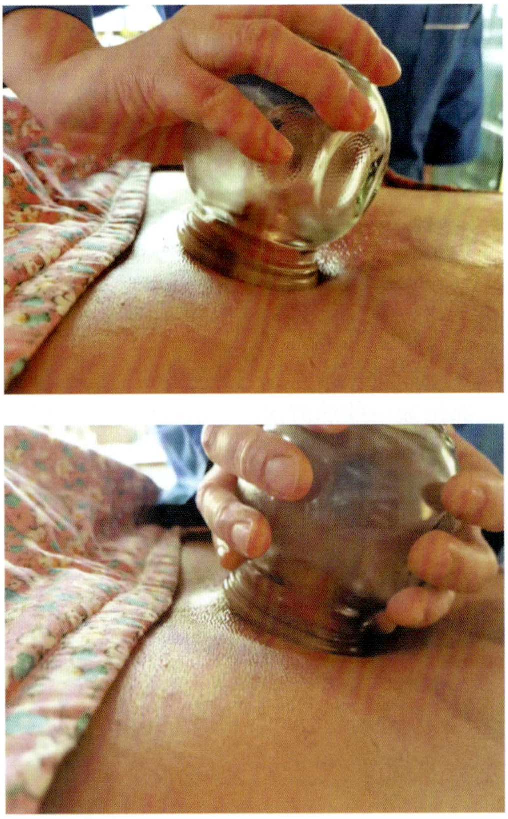

图 4-1-2 走罐。

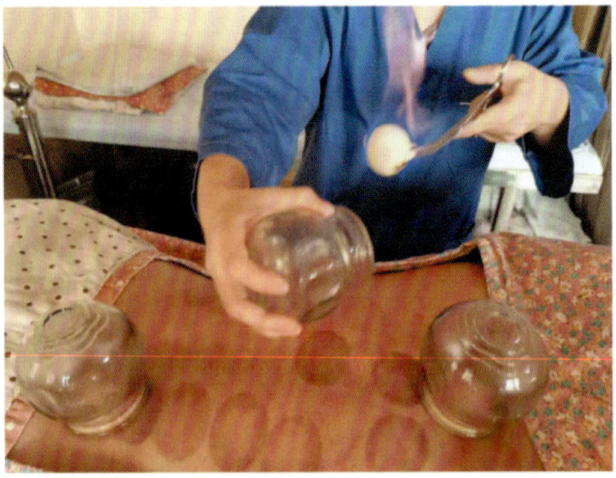

图 4-1-3 闪罐。

3.具体操作

一只手拿止血钳夹取酒精棉球，另一只手拇、示指挤压棉球，使棉球饱含酒精而不下滴（避免烫伤），点燃棉球，然后拿起罐子，将带有火焰的酒精棉球环绕罐口，手掌根部感受温度（该过程称为温罐。温罐，一是通过燃烧可以再次消毒；二是罐的温度适宜，可以减少患者的不适感），然后将酒精棉球置于罐底一闪，快速撤出，迅速将罐扣在应拔部位。

4.拔罐时间

一般为 10~15 分钟。

还应根据患者的年龄、体质、病情、病程，以及拔罐的施术部位而灵活掌握。如体质弱、幼童均应缩减时间。

5.起罐方法

起罐时，一般先用左手握住火罐，右手拇指或示指在罐口旁边按压一下，使空气进入罐内，即可将罐取下。若罐吸力过大，一定不可以强行上提。

三、适应证

广泛应用于内、外、妇、儿、皮肤及五官科疾病。一般常用于风寒湿痹、颈肩腰下肢疼痛、头痛、落枕、感冒、咳嗽、哮喘、胃痛、腹痛、呕吐、便秘、泄泻、痛经、皮疹、中风等。

四、禁忌证

(1)精神过度紧张、醉酒、过饥、过饱、过劳、抽搐及不合作者慎用。

(2)对身体极度虚弱,如重度心脏病、呼吸衰竭、重度高血压、急性脑血管疾病、重度贫血等禁用。

(3)造血功能异常及有出血性疾病慎用。

(4)皮肤有过敏、溃疡、水肿者,以及大血管分布部位慎用。

(5)对妊娠女性的腹部、腰骶部禁用。

五、注意事项

(1)做好评估,对于饥饿、疲劳、精神紧张、酒后的患者最好不要施术。治疗室气温不应太低,尽量不让患者感觉寒冷。

(2)仔细检查罐具,看罐口是否光滑,罐体有无裂痕,以免损伤皮肤,或者中途罐体破裂、漏气。

(3)拔罐时要选择合适的体位和肌肉丰满的部位。若体位不当或有所移动,以及吸拔部位骨骼凸凹不平、毛发较多,罐具容易脱落。

(4)拔罐时要根据所拔部位的面积大小而选择大小适宜的罐具。操作时必须快速,才能使罐拔紧、吸附有力。

(5)拔罐过程中,多询问患者的感觉,多观察罐内的变化。如果患者主诉吸拔太紧,可让少许空气进入,以减小吸力。

(6)拔罐后,嘱患者不要立即沐浴,以免寒气、湿气入体。

六、意外情况处理

(1)拔罐时,如果意外灼伤或烫伤患者皮肤,应立即停止操作,予涂抹烫伤膏,并用消毒纱布包敷,防止感染。

(2)如果产生水疱,泡体较小,如米粒大小可让其自然吸收,一般无须处理。如水疱较大,可用消毒针刺破后,放出泡液,涂以碘附溶液,并用消毒纱布包敷,以防感染。

(3)如果出现晕罐,应立即起罐,让患者去枕平卧,将患者的衣服纽扣解开,给予温水(可加些糖),注意保暖。如果不适仍加重(如晕厥、低血压),应将枕头垫于足下,使呈头低足高位,同时切按患者人中穴,点刺十宣或针灸百会、关元、涌泉等穴,一般可很快缓解并恢复正常。经上述处理后仍不能缓解,应及时送医院救治。

七、病例分析

感冒

感冒又称伤风、冒风,主要由于正气虚弱,卫外功能不足,当气候突变时,邪气由皮毛、口鼻而入,引起鼻塞、流涕、喷嚏、咳嗽、恶寒发热、全身不适等营卫失和症状。

【治法】发散解表。

【取穴】大椎、身柱、肺俞。

【操作】采用闪火拔罐法,患者取俯卧位,充分暴露背部,沿患者督脉、膀胱经自颈至腰闪罐至皮肤潮红。然后将罐吸拔在穴位上,留罐 10~15 分钟。每天一次,一般治疗 1~3 次。

参考文献

[1]石学敏.针灸学[M].北京:中国中医药出版社,2011.

[2]田德禄.中医内科学[M].北京:人民卫生出版社,2002.

[3]王国强.基层中医药适宜技术手册[M].北京:中国中医药出版社,2009.

第2节 刺络拔罐技术

一、定义

刺络拔罐疗法是采用三棱针放血之后再拔罐以治疗疾病的一种方法。

二、技术操作

(一)常用器具

玻璃罐、抽气罐、止血钳、95%酒精、棉球、打火机、一次性三棱针或采血针、1.5%碘附、烫伤软膏、消炎软膏、无菌纱布、防过敏胶带。

(二)拔罐方法

1.火罐法

闪火法：一只手持止血钳夹住棉球，蘸取95%酒精，另一只手持罐，罐口略朝下，点燃棉球后迅速深入罐内旋转一周立即退出，将罐吸拔在选定部位。

提示：嘱患者保持体位相对固定；保证罐口光滑无破损；夹住酒精棉球后，稍微挤压棉球，防止点燃后酒精下滴烫伤皮肤；点燃酒精棉球后，迅速在罐内旋转后退出，防止烫伤。

2.抽气罐法

将抽气罐置于选定部位，抽出空气，使其产生负压而吸于体表。

(三)操作方法

选定施术部位常规消毒，用三棱针或一次性采血针点刺出血，然后将罐吸拔于出血部位(图4-2-1)。

提示：检查针具，排除针尖有钩毛或缺损、针锋参差不齐；针具及针刺局部皮肤应严格消毒；24小时内禁止沾水；施术强度和频次视患者病情程度而定。

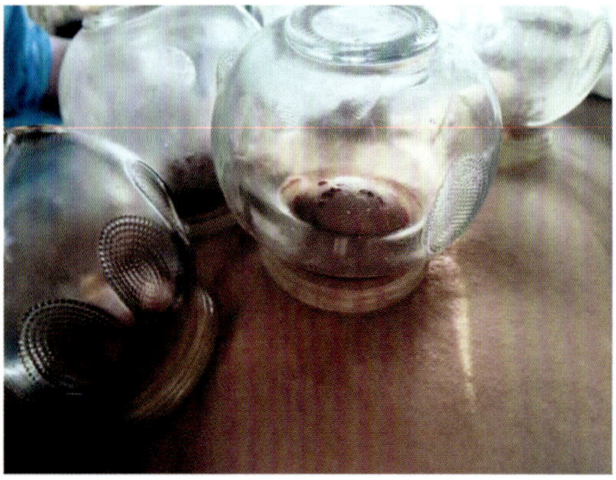

图4-2-1 抽气罐法。

(四)起罐方法

起罐时，佩戴一次性无菌手套，一只手持罐，另一只手在罐口旁边轻轻按压，顺势将罐取下，并及时用无菌干棉球清理所拔出的血液；不可强行上提或旋转提拔；治疗结束后，局部皮肤须用75%酒精棉球消毒，并应注意施术部位清洁，防止感染。

三、适应证

适用于发热、乳腺炎、急性腰扭伤、带状疱疹、周围性面神经炎、踝关节扭伤、软组织扭挫伤、中暑、腰椎间盘突出、感冒、腱鞘囊肿等。

四、禁忌证

(1)精神过于紧张、醉酒、过饥、过饱、过劳、抽搐及不合作者禁用。

(2)重度心脏病、呼吸衰竭、皮肤局部溃烂或高度过敏、活动性肺结核、全身消瘦以致皮肤失去弹性、全身高度水肿及恶性肿瘤患者禁用。

(3)贫血或出血性疾病患者禁用。

（4）对妊娠女性腹部、腰骶部禁用。五官部位、前后二阴禁用。

五、注意事项

（1）拔罐时要选择适当体位和肌肉丰满的部位，骨骼凹凸不平及毛发较多的部位均不适宜。

（2）拔罐时要根据情况选择大小适宜的火罐，拔罐的吸附力度应视病情而定，身强者力量可稍大，年老体弱及儿童力量应小。

（3）拔罐时应注意规范操作，勿灼伤或烫伤皮肤。

六、意外情况处理

1.水疱

若留罐太长时间而导致皮肤产生水疱，水疱小者无须处理，嘱患者保持干燥，防止擦破，并敷以无菌纱布。水疱较大时用消毒针将水疱的基底部刺破，将疱液放出，水疱局部涂擦碘附并用消毒纱布覆盖，保持疱皮完整，以防感染。若局部烫伤，需保持创面清洁，再适当涂以烫伤油及消炎软膏，然后用无菌纱布包敷，胶带固定。

2.观察患者反应

拔罐和留罐中要注意观察患者的反应，患者如有头晕、心悸、汗出等不适，应立即取罐；严重者可让患者平卧，保暖并饮热水或糖水，还可揉按内关、合谷、太阳、足三里等穴位。

七、病例分析

肘劳

肘劳是以肘部疼痛为主的病证。其发生常与慢性劳损有关，前臂反复地做拧、拉、旋转等动作时，可使肘部的经筋慢性损伤。现代医学中，肘劳多见于肱骨外上髁炎、肱骨内上髁炎和尺骨鹰嘴炎等疾病。

【治法】通经活络，舒筋止痛。取局部穴位为主。

【取穴】阿是穴、曲池、肘髎、阳陵泉。

【操作】采用刺络拔罐法，每次留罐 10 分钟，每 2 天 1 次，5 次为 1 个疗程，可根据患者情况确定疗程。

第 3 节 药罐技术

一、定义

在传统使用中药浸煮后竹罐进行拔罐的基础上，进行创新性的穴位中药敷溻拔罐及穴位贴药拔罐，以达到"穴位能'吃'药，拔罐来帮忙"的作用，使药物依靠拔罐的作用直达病灶。

二、技术操作

（一）常用器具

1.竹罐煮药法

竹罐、托盘、镊子、厚毛巾等。

2.中药敷涂走罐法和贴药拔罐法

玻璃罐、托盘、95%酒精、干棉球、打火机、止血钳等。

（二）操作方法

1.竹罐煮药法

（1）根据患者症状、所处穴位及部位大小、范围，选择合适的竹罐，根据中医辨证，一人一方，选择相应的中药。

（2）提前熬煮中药 30 分钟，于患者治疗前将竹罐倒置在药液中，熏煮 5 分钟。

（3）用镊子夹住竹罐底部，为避免烫伤，注意用毛巾擦拭表面水珠，并趁热按在皮肤上。要求操作快速、精确。

(4)用厚毛巾或毛毯覆盖竹罐表面,以保持温热。根据症状,建议留罐 10~15 分钟。

(5)起罐时,右手持罐,左手拇指或示指在罐口旁边轻轻按压,使空气进入罐内,轻轻取罐。切忌暴力上提或旋转提拔。

2.贴药拔罐法

(1)本方法多用于三伏贴、三九贴、小儿推拿后的穴位贴敷而配合使用的拔罐疗法。

(2)根据患者病情及所拔部位、穴位的范围大小选择不同玻璃罐;根据中医辨证,一人一方,选择相应的中药打细粉。通常用新鲜姜汁、香油、白醋等溶剂将药粉调制至一元硬币大小、厚度的药饼为宜,备用。

(3)患者体位以俯位或卧位为主,先将局部皮肤或穴位以闪罐法拔罐,一般闪罐 5~6 次至皮肤潮红,毛孔增粗开泄为度。将提前备好的药饼用小块儿医用胶带固定在穴位处。用闪火法,一只手持点燃工具,另一只手持罐,点燃后快速入罐、退火,将罐吸拔在药饼部位。

(4)根据患者体质及病情,每次留罐10~15 分钟,以促进中药的吸收。

(5)起罐时,右手持罐,左手拇指或示指在罐口旁边轻轻按压,使空气进入罐内,轻轻取罐。切忌暴力上提或旋转提拔。

(6)起罐后,药饼继续保留于穴位处,并用脱敏胶带粘贴固定 6~8 小时。

3.中药敷涂走罐法

(1)本方法多用于背部、下肢及腹部肌肉丰厚部位。药液选择油浸中药或油炸中药后的油质浓缩液。

(2)根据患者症状、所处穴位及部位大小、范围,选择合适的玻璃罐,根据中医辨证,一人一方,选择相应的中药制成油质膏或液,大范围涂抹至病痛部位。

(3)患者体位以舒适及方便治疗为宜。选择 1~2 个大小合适的罐具,用闪火法,迅速将罐扣在皮肤上。操作要迅速、准确。罐的吸力要力度适宜,不必要太紧。

(4)根据肌肉的解剖结构及经络走行,推动罐体在皮肤上滑行。力度以患者耐受舒适为宜。每部位走罐的时间不定,以皮肤潮红出痧、毛孔开泄增粗、药油部分吸收为宜。

(5)起罐时,右手持罐,左手拇指或示指在罐口旁边轻轻按压,使空气进入罐内,轻轻取罐。切忌暴力上提或旋转提拔。应及时擦拭患者未吸收的药油。

三、适应证

主要适用于风寒湿痹痛、劳损性颈肩腰下肢疼痛、扭挫伤、消化系统疾病、儿童呼吸道疾病,以及“冬病夏治”“夏病冬治”等治未病的应用等。

四、禁忌证

(1)醉酒、过饥、过饱、过劳、精神过于紧张者慎用。

(2)重度心肺疾病、皮肤局部溃烂或易过敏者、消瘦皮肤失去弹性者禁用。

(3)有出血性疾病者禁用。

(4)五官部位、前后二阴禁用。

(5)对妊娠期、经期女性腹部、腰骶部禁用。

五、注意事项

(1)拔罐时应选择适当体位,避免患者过劳及缓解患者紧张心理。并选择肌肉丰满的部位。

(2)拔罐时要根据具体部位选择罐具的大小。

(3(拔罐的吸附力度应视患者病情及身体状况、年龄而定。

(4)拔罐时应注意防火及控制距离,勿

灼伤或烫伤皮肤。

六、意外情况处理

1.水疱

若留罐时间较长使皮肤产生水疱或血泡，较大时用消毒针将疱液或血液放出，涂甲紫或其他药液，并用消毒纱布包敷，预防感染。若有少量小水疱则无须处理，仅涂碘附消毒即可。若局部烫伤，注意保持创面清洁通风，涂烫伤油或京万红软膏，用无菌纱布包敷，定期换药。

2.观察患者反应

拔罐和留罐时要重点观察患者的反应，患者如有头晕、憋气、心悸、出虚汗等不适时，应立即取罐；严重者可使患者平卧，避风保暖及饮热水或糖水，同时可揉按内关、合谷、太阳、风池等穴位。

七、病例分析

腰痛（慢性腰肌劳损）

慢性腰肌劳损主要症状为腰或腰骶部疼痛，时轻时重，反复发作，劳累或气候变冷时加重，经休息可减轻。其发病多由于腰骶部筋膜、肌肉、韧带等软组织的长期、慢性损伤，导致腰部无菌性炎症，从而引起腰骶部一侧或两侧的弥漫性疼痛。中医认为腰为肾府，督脉伴脊柱走行，膀胱经夹脊络肾，因此，腰脊部经脉、经筋、络脉不通则痛或不荣则痛。病因多与感受风寒湿邪、跌扑损伤和劳欲太过肝肾不足等因素有关。可参照1994 年国家中医药管理局颁布的《中医病证诊断疗效标准》对本病进行诊断。

【治法】舒经通络，活血止痛。

【取穴】肾俞、腰眼、委中、阿是穴。

【操作】采用竹罐煮药法或贴药拔罐法（常用中药有羌活、独活、川牛膝、艾草、穿山龙、红花、伸筋草、乌头、鸡血藤等以散寒除湿、活血通络止痛）。每次留罐 15 分钟，每天或每 2 天 1 次，5 次为 1 个疗程。

第 4 节　针罐技术

一、定义

针罐技术是指针刺技术与拔罐技术相配合使用的治疗方法。常用的针罐法有两种：留针罐法和刺络拔罐法[1]。

二、技术操作

（一）常用器具

治疗托盘、火罐、75%酒精、95%酒精、碘附、干棉球、一次性针灸针、三棱针、止血钳、打火机等。

（二）操作方法

1.留针罐法

（1）针刺：确定好针刺部位，用干棉球蘸取 75%的酒精进行局部消毒，医生以左手按住需要针刺部位，右手拇指、示指捏持针柄，双手配合，迅速将毫针刺入。然后施以提插、捻转等行针手法，使之得气。

（2）拔罐：闪火法：用干棉球蘸取 95%的酒精，左手持止血钳夹住酒精棉球，右手持罐，将棉球点燃后立即伸进罐内并马上退出，迅速将罐扣在针刺部位。

(3)留针留罐:留针留罐 5~10 分钟。留罐时要注意观察,如有出血、水疱等情况要立即起罐。

(4)起罐:起罐时,左手拇指或示指在罐口旁边轻轻按压,让气体进入罐内,罐口松动,右手顺势将罐取下。

(5)起针:起针时,左手持干棉球按压在针刺部位,右手捏住针柄将针起出。若起针后针孔有出血,迅速用干棉球按压止血。

2.刺络拔罐法

参见第 2 节内容。

三、适应证

适用于肩痛、腰痛、下肢疼痛等风湿痹证以及腹痛、腹泻、胃脘疼痛等内科杂病。

四、禁忌证

(1)女性妊娠期间对腰骶部、腹部禁用。年幼、老弱者禁用。

(2)有出血性疾病、皮肤过敏、皮肤破损者禁用。

(3)心脑血管疾病急性期、糖尿病患者血糖控制不佳、高血压患者血压不稳等疾病的急性期禁用。

(4)精神高度紧张、过饥、过饱、过劳、醉酒者禁用。

(5)留针罐法胸背部慎用。

五、注意事项

(1)拔罐时尽量选择肌肉丰满的部位,对于胸背部腧穴,不宜深刺,容易刺伤脏腑,留针留罐法吸拔时会使针体刺入更深,发生危险,所以对于胸背部腧穴要慎用此法。

(2)拔罐时让患者选择舒适的体位,充分暴露皮肤,留罐时嘱患者不要移动体位,以免肌肉紧张收缩,造成滞针、弯针及罐具脱落。

(3)留针罐法针柄不宜过长,建议使用 1.5 寸一次性针灸针。

(4)拔罐前需检查罐口是否光滑,有无破损、裂口。酒精棉球如蘸取酒精太多,需用手挤出部分酒精,防止点燃后酒精滴到皮肤上,烫伤患者。

六、意外情况处理

(1)若留罐时间过长皮肤出现水疱,水疱如米粒大小时,无须处理,可自行吸收。若水疱过大,可用无菌针沿水疱边缘刺破,使用无菌干棉球将疱内液体吸干,不要将水疱表皮揭掉,以免发生感染。

(2)拔罐过程中若患者出现头晕目眩、心慌、恶心呕吐、四肢冰凉、面色苍白等情况,应立即起罐、起针。使患者平卧,松解衣物,饮温开水或糖类饮料。

(3)起针时患者疼痛难忍,针具难以拔出时为滞针。若患者精神紧张导致肌肉痉挛,需耐心做好解释工作,消除其紧张情绪。若患者移动体位,需帮助恢复之前体位。若行针不当,捻转过度,需反向捻转,解除肌肉纤维缠绕,从而解除滞针。

(4)起罐起针后,局部出现发绀,可自行消退,一般不必处理。若治疗部位肿胀疼痛较明显,局部按压 3~5 分钟,24 小时后热敷治疗。

七、病例分析

胃痛

主要症状为:胃脘部胀满、痞闷、疼痛、反酸、胃灼热等。胃痛多与受寒、饮食损伤、情志不畅、脾胃虚弱等因素相关。基本病机为胃气不和。

【治法】和胃止痛。

【取穴】中脘、下脘、胃俞、足三里、梁丘、内关。

【操作】采用针罐法。每次取穴 2~4 个，每天 1 次，7 天为 1 个疗程。

参考文献

[1]东贵荣.刺法灸法学[M].北京：中国中医药出版社，2012：77.

[2]中医诊疗方案[M].国家中医药管理局医政司，2012：433.

[3]高树中.针灸治疗学[M].北京：中国中医药出版社，2012：74.

第5章 推拿疗法

第1节 皮部经筋推拿技术

皮部经筋推拿技术是指以放松类手法在患者皮肤、软组织等部位进行的一类推拿操作技术。以轻快柔和、刚柔相济为特点。

一、技术操作

(一)常用器具

按摩巾、推拿床、凳子。要求结实耐用，规格为常用的尺寸即可。

(二)常用手法

1.㨰法

以手掌背面在施术部位进行不间断的往返滚动的手法。

【操作要点】

(1)手指自然屈曲，小指、无名指的掌指关节屈曲约90°，其余手指屈曲的角度依次减小，使手背沿掌横弓排列呈弧面，使之形成来回滚动的接触支撑面。

(2)以第5掌指关节面背侧附着在施术部位上，前臂主动去做推旋运动，以此来带动腕关节做较大幅度的屈伸和一定的旋转活动，使手掌背面偏尺侧部在施术部位上进行不间断的往返滚动。

(3)操作频率每分钟120~160次。

2.一指禅推法

以拇指端、螺纹面或偏锋着力于施术部位，沉肩垂肘，通过前臂的往返摆动带动拇指做屈伸活动，以使之产生的功力轻重交替、持续不断地作用于经络穴位。

【操作要点】

(1)肩、肘关节放松，拇指伸直，余指的掌指关节和指间关节自然屈曲，以拇指端或螺纹面着力于体表施术部位，前臂做主动的横向摆动运动，带动拇指掌指关节或拇指指间关节做有节律的屈伸运动。

(2)操作频率每分钟120~160次。

(3)动作要求“沉肩、垂肘、悬腕、指实、掌虚”。一指禅推法操作时，往往边推边沿一定方向移动，摆动的频率较快而移动的速度较慢，即“紧推慢移”。

(4)如以指端操作，其接触面最小，易于施力，刺激相对较强；如以螺纹面操作，接触面较大，刺激亦相对较平和。两者多用于躯干部及四肢部的经络穴位。

3.摩法

用手指指面或手掌掌面在体表做小幅度环形运动的手法，但不带动皮下组织运动。分为指摩法和掌摩法。

(1)指摩法：手指自然伸直，示指、中指、无名指和小指并拢，腕关节略屈，以示指、中指、无名指及小指掌面接触施术部位，前臂做主动摆动，通过腕关节带动手指在体表做环形运动。

(2)掌摩法：手掌自然伸直，腕关节略背伸，将手掌平置于施术部位，前臂做主动摆动，通过腕关节，带动手掌掌面在体表做环形运动。

【操作要点】

(1)指摩法:以手指螺纹面附着,顺时针和逆时针方向均可,操作频率每分钟100~120次。

(2)掌摩法:以手掌面附着,顺时针和逆时针方向均可,操作频率每分钟100~120次。

4.抹法

将拇指指腹或手掌掌面紧贴于施术部位,沿皮肤表面做任意方向移动的手法。分为指抹法和掌抹法。

【操作要点】

(1)指抹法:将拇指指腹着力于施术部位,沿皮肤表面做任意方向移动的手法。

(2)掌抹法:将手掌掌面着力于施术部位,沿皮肤表面做任意方向移动的手法。

5.拿法

拇指和其余手指相对用力,提捏或揉捏皮肤及经筋等软组织的手法。可用三指拿或五指拿法。三指拿法常用于颈项部及四肢部,五指拿法可用于头部。

【操作要点】

(1)三指拿法:腕关节适度放松,以单手或双手的拇指、示指、中指相对用力,捏住施术部位的皮肤等软组织,捏紧后将皮肤等软组织上提再慢慢放下,反复操作,操作时手要保持一定的紧张度捏住受术部位。

(2)五指拿法:腕关节适度放松,以单手或双手的拇指与其余四指掌面相对用力,捏住施术部位的皮肤等软组织,捏紧后将皮肤等软组织上提再慢慢放下,反复操作。操作时手要保持一定的紧张度捏住受术部位。

6.搓法

将双手掌面置于肢体两侧做交替搓动的手法。以双手掌面着力,对称地挟住患者肢体两侧,患者肢体放松,医生前臂与上臂交替做相反方向的较快速搓动,同时做上下往返运动。

【操作要点】

(1)患者肢体放松,医生前臂与上臂主动交替施力,做相反方向的快速搓动,同时做上下往返运动。

(2)搓法具有疏松肌筋、调和气血的作用。

(3)常用于四肢部,作为推拿治疗的结束手法。

7.拨法

以拇指或肢体其他部位深按于施术部位,适当用力做与肌纤维垂直方向地来回拨动,如拨琴弦。

【操作要点】

(1)拇指或肢体其他部位伸直下压至一定的深度,再做与肌纤维或肌腱、韧带垂直方向单向或来回推动。

(2)用于全身各部位的肌肉、肌腱、韧带等组织。

二、适应证

(一)适用范围

适用于落枕、颈椎病、肩周炎、冈上肌肌腱炎、网球肘、慢性腰肌劳损、腰椎间盘突出症、退行性腰椎炎、腰椎小关节紊乱、髋关节滑囊炎、腕关节扭伤、腕管综合征、踝部损伤等软组织损伤。

(二)病证举例

腰痛(慢性腰肌劳损)

腰痛是指以腰部疼痛为主要症状的一种临床常见疾病。病因比较复杂,其中由于腰部肌肉、筋膜、韧带等软组织慢性损伤而引发的腰痛称为慢性腰肌劳损,本节主要讲述慢性腰肌劳损所致腰痛的治疗方法。由于长期从事腰部负重、弯腰工作,长期维持某一姿势操作等,引起腰背肌肉筋膜劳损;或腰部肌肉急性扭伤之后,迁延而成为慢性腰痛。中医认为,平素体虚,肾气亏虚,劳累过度,或外感风、寒、湿邪,凝滞肌肉筋脉,以致气血不和,肌肉筋膜拘挛,经络阻滞而致慢性腰痛。患者有长期腰背部酸痛或胀痛史,腰部怕冷喜暖,时轻时重,反复发作。天气变化或劳累后腰痛加重,经休息后,或适当活动、改变体位后可减轻。患者常喜欢用双手捶腰或做叉腰后伸动作,以减轻疼痛。可参照1994年国家中医药管理局颁布的《中医病证诊断疗效标准》对本病进行诊断。

【治法】舒筋活血,通经止痛。

【取穴】肾俞、命门、大肠俞、关元俞、秩边、环跳、委中等。

【操作】

(1)患者取俯卧位,医生用㨰法或双手掌推、按、揉腰脊柱两侧的竖脊肌,时间约5分钟。

(2)继上势,用拇指点按或按揉、弹拨竖脊肌数次。

(3)再用拇指端重点推、按、拨揉压痛点,时间约5分钟。

(4)继上势,用双手指指端或指腹按、揉肾俞、命门、大肠俞、关元俞、秩边、环跳、委中等穴,每穴各30秒。

三、禁忌证

(1)饥饿、疲劳及醉酒状态下禁用此法。

(2)有严重的心脑血管病史者及妊娠女性禁用此法。

(3)治疗部位皮肤有破损或有皮肤病、有出血倾向或有凝血功能障碍、有感染性疾病等禁用。

四、注意事项

(1)注意手法力量的控制,不要对软组织造成损伤。

(2)根据病证需要,可以使用推拿介质辅助,以增强疗效。

(3)皮部经筋推拿技术主要多用于疾病的伤痛早期,如疗效不佳,应及时配合其他手法操作技术。

五、意外情况处理

本类推拿技术操作意外情况,主要表现在手法用力过度,引起患者皮肤及局部组织的损伤,包括出现皮肤瘀血、肿胀、疼痛等,应该立即停止手法操作, 同时安慰患者,以免引起患者过度紧张,并积极进行处理。

第2节　关节整复技术

关节整复技术是指通过可控制的关节被动运动来使关节产生屈伸或旋转的一类手法。

一、技术操作

(一)常用器具

推拿床、凳子,要求结实耐用。

(二)常用手法

1.摇颈法

患者取坐位,颈部放松,医生立于其侧后方,用一只手扶住其头顶后部,另一只手托住其颏部,用托住颏部的手做主动引导运动,双手协调配合,缓慢摇转头部,颈椎随头部摇转而被动摇转。

【操作要点】

(1)双手协调配合,用力要稳。

(2)幅度由小到大,不能强求。

(3)动作和缓,忌粗暴使力。

(4)顺时针、逆时针方向摇转次数相同。

2.颈部悬提法

患者取坐位,头部自然下垂,医生立于患者身后,一只手托住患者后枕区,将颈椎向上托起,另一只手肘窝部托住其下颌部,五指扶住患者头部,并缓慢向托下颌手方向旋转至最大角度,然后双手协调突然发力,将患者颈部向上直线提拔,常可听见关节整复响声。同法旋转提拉另外一侧。

【操作要点】

(1)双手协调配合,用力要稳。

(2)幅度由小到大,不能强求。

(3)动作和缓,忌粗暴使力。

(4)左、右方向提拔次数相同。

3.摇肩关节法

(1)握手摇肩法:患者取坐位,肩部自然下垂放松。医生立于患者一侧,用一只手扶握肩关节,另一只手用虎口交互握住患者手部,做缓慢小幅度的摇动,引导肩关节产生小幅度旋转。顺、逆时针方向各摇转7~10次。

(2)托肘摇肩法:患者取坐位,肩部自然下垂放松并屈曲肘关节。医生立于患者一侧,一只手扶握肩关节,另一只手托住其肘部,做中等幅度的缓慢摇动,引导肩关节随之产生旋转。顺、逆时针方向各摇转7~10次。

(3)大幅度摇肩法:患者取坐位,肩部自然下垂放松。医生立于其侧前方,一只手握患者腕部,另一只手用掌背将患者腕部向上缓慢托起,达140°~160°时,医生用手随即反掌握其腕部,另一只手改为循手臂滑至患肩之上并按住,稍停一下,此时按肩之手压肩部,握腕之手提拉肩部,引导肩关节伸展,握腕之手即刻向后、向下摇转,使肩关节做环旋摇转。如此反复多次,向后、向前摇肩各5~10次。

【操作要点】

(1)医生把持部位双手协调配合,用力要稳,防止脱手。

(2)摇转幅度由小到大,逐渐增加。

(3)动作和缓稳妥,忌粗暴使力。

(4)顺时针、逆时针方向摇转次数相同。

(5)摇转过程中如患者有剧烈疼痛可随时停止。

4.摇腰法

患者取坐位且腰部放松。施术者于其身后半蹲位,一只手按其腰部一侧,另一只手扶对侧肩部,双手协调配合将患腰前屈、侧屈、后伸依次旋转摇动。左、右各摇转4~6次。

【操作要点】

(1)患者需要坐稳,医生需要站稳。

(2)医生双手把持要稳,防止脱手。

(3)摇转幅度由小到大,逐渐增加。

(4)动作和缓稳妥,忌粗暴使力。

(5)左、右方向摇转次数相同。

5.牵下肢抖动法

助手立于患者头部前方双手固定患者腋下,医生双手依次握住患者左右足踝部用力牵拉抖动。

【操作要点】

(1)患者需要平卧稳,医生需要站稳。

(2)医生双手把持要稳,防止脱手。

(3)抖动幅度由小到大,逐渐增加。

(4)动作和缓稳妥,忌粗暴使力。

(5)左、右方向抖动次数相同。

6.俯卧扳压法

(以左后型突出为例)患者取俯卧位,医生立于患者左侧骨盆附近,面向整复床,右手掌握在患者右下肢膝关节上方,手肘伸直,略施加内旋力;左手掌跟力作用于患者突出部位的棘突左侧,手指向上,肘略弯曲,此时医生抬起患者右侧下肢向内扳，将患者右下肢的重量，经由医生的左手转至其身体后，再以医生左手掌根下压突出部位棘突左侧，嘱患者呼吸，在吐气将尽之际，瞬间协调发力，完成整复。

【操作要点】

(1)患者需要平卧稳，医生需要站稳。

(2)医生双手把持要稳，防止脱手。

(3)动作和缓稳妥，忌粗暴使力。

(4)左、右方向扳动次数相同。

7.坐位旋转复位法

(以左后型突出为例)患者端坐，腰背松弛，双手上举扶住颈后部，上身屈曲低头50°~80°，助手立于患者前面，双膝固定住患者突出方向相反方向的膝关节，医生先以右手拇指固定住突出部位棘突左侧不动，左手自患者腋下绕过，经颈后扳住右侧颈部，在患者的放松状态下使其被动而缓慢地弯腰、侧曲，并向左侧方旋转，当达到一定幅度时，左手臂用力使腰椎进行更大幅度的被动旋转，同时右手拇指用力向右侧推动棘突。此时，拇指下多有棘突滑动感和弹响声。

【操作要点】

(1)患者需要坐稳，医生需要站稳。

(2)医生双手把持要稳，防止脱手。

(3)旋转幅度由小到大，逐渐增加。

(4)动作和缓稳妥，忌粗暴使力。

(5)左、右方向旋转次数相同。

8.摇髋关节法

患者仰卧床上，患肢屈髋屈膝。医生立于患侧，一只手按住其膝部，另一只手握其足跟部或踝部，双手协同，引导髋关节做顺时针、逆时针的最大范围环转摇动。左右各摇转5~10次。

【操作要点】

(1)医生把持用力要稳，防止脱手。

(2)摇转幅度由小到大，逐渐增加。

(3)动作和缓稳妥，忌使用暴力摇动或速度太快。

(4)顺时针、逆时针方向摇转次数相同。

9.摇踝关节法

患者仰卧床上，下肢自然伸直，足踝放松。施术者立于其足后侧，一只手托其足跟，另一只手握足趾部。先适度拔伸使踝关节松动，在拔伸牵引的基础上做顺逆时针方向的环转摇动。左右各摇转5~10次。

【操作要点】

(1)医生把持握力要稳，防止脱手。

(2)摇转时先牵拉片刻，再摇转关节。

(3)摇转幅度由小到大，逐渐增加。

(4)动作和缓稳妥，忌使用暴力摇动或速度太快。

(5)顺时针、逆时针方向摇转次数相同。

10.摇腕关节

患者手腕伸直，施术者一只手握其前臂的下端，另一只手握其腕的掌指部位，先适度拔伸使腕关节松动，在拔伸牵引的同时做顺、逆时针方向的环转摇动。左右各摇转5~10次。

【操作要点】

(1)医生把持握力要稳，防止脱手。

(2)摇转时先牵拉片刻，再摇转关节。

(3)摇转幅度由小到大，逐渐增加。

(4)动作和缓稳妥，忌使用暴力摇动或速度太快。

(5)顺时针、逆时针方向摇转次数相同。

二、适应证

(一)适用范围

适用于颈椎病、落枕、肩周炎、网球肘、腰椎病、腰椎小关节紊乱、急性腰扭伤、髋关节滑囊炎、腕关节扭伤、踝部损伤等疾病。

(二)病证举例

肩痹(肩关节周围炎)

肩周炎系指肩关节囊及关节周围软组

织因劳损、退变、风寒湿侵袭等所致的一种慢性非特异性炎症。临床上以肩关节周围疼痛、活动功能障碍、活动受限、肌肉萎缩为主要特征。本病好发于中老年人(50岁左右),女性发病率高于男性,故有“五十肩”“肩凝症”“冻结肩”之称。其发生与体虚、劳损、风寒侵袭肩部等因素有关,病在肩部,与手三阳经、手太阴经关系密切。可参照1994年国家中医药管理局颁布的《中医病证诊断疗效标准》对本病进行诊断。

【治法】舒筋活血,松解粘连。

【操作】患者取坐位,医生立于患侧,做托肘摇肩法或大幅度摇肩法操作,操作时幅度应由小到大,循序渐进,顺时针、逆时针方向各5~10次,以起到通经活络、松解粘连、促进肩关节功能恢复的作用。

三、禁忌证

(1)椎动脉型颈椎病患者有头晕症状时禁用此法。

(2)患者在饥饿、疲劳及醉酒状态下慎用此法。

(3)有严重的心脑血管病史者禁用此法。

(4)妊娠女性慎用此法。

四、操作要点

(1)操作时医生一只手固定被摇关节的近端,另一只手握持住关节的远端,做顺时针或逆时针方向的被动摇动。

(2)摇转的幅度应由小到大,动作和缓,用力稳实。

(3)操作时要因势利导,摇动的幅度不可超越关节的生理活动范围。

(4)动作切忌粗暴生硬。

(5)注意观察患者的表情及有无不适,若有不适应即刻停止。

五、注意事项

(1)嘱患者避寒保暖。

(2)避免重体力及剧烈运动。

(3)如保守治疗3个疗程无明显好转,建议手术治疗。

六、意外情况处理

运动关节推拿操作的意外情况,主要表现在手法操作时因使用暴力、动作不当、术前诊断不明而引起的关节医源性损伤,包括关节脱位、骨折及软组织损伤等。一旦发生即刻停止推拿手法操作,保持静止并固定,防止因体位改变引起的二次损伤,必要时请急诊外伤科会诊处理。

参考文献

[1]孙庆臣,田艳勋.河北省26项中医适宜技术操作规范[M].石家庄:河北科学技术出版社,2022.

[2]国家中医药管理局中医医疗技术协作组.中医医疗技术手册[M].2013普及版,2013.

[3]吴立江.推拿功法学[M].北京:中国中医药出版社,2021.

第3节 小儿推拿技术

一、定义

小儿推拿技术是以推、按、揉、捏等手法,对穴位产生一定物理刺激的一种疗法。通过穴位推拿按摩,可以对人体产生良性刺激,以达到治疗的目的。

二、技术操作

基本要求:在穴位上进行不同手法操作。

1.推拿顺序

可从人体最上部开始;可先推主穴再推配穴;可先推配穴再推主穴。

2.推拿时间

婴幼儿一般10分钟,最多不超过20分钟。

3.推拿介质

药膏、滑石粉、水。

4.操作前准备

操作前做好解释,取得患儿及家长配合。

5.操作注意事项

操作过程中随时观察患儿对手法治疗的反应。

三、适应证

小儿腹泻、呕吐、厌食、积滞、便秘、腹痛、发热、咳嗽、哮喘、遗尿、夜啼、肌性斜颈、臂丛神经损伤的康复、脑瘫康复、发育迟缓、近视、斜视、弱视等,还适用于小儿保健。

四、禁忌证

(1)诊断不明确的疾病。

(2)出血或具有出血倾向的疾病。

(3)骨、关节结核和化脓性关节炎。

(4)恶性肿瘤部位。

(5)烧伤、烫伤及各种皮肤病的皮肤破损。

(6)骨折早期和截瘫初期。

(7)极度虚弱的危重疾病及严重的心、肝、肾疾病患儿。

(8)急性传染病患者需要治疗时,应注意隔离治疗。

五、注意事项

(1)医生指甲必须修剪圆滑、长短适宜,以不触痛患儿皮肤为宜。

(2)天气寒冷时,医生先将手搓热、待手暖后方可操作;室内温度保持适宜不能过冷过热,空气要流通,环境要安静,避免小儿吹风受凉。

(3)医生态度要和蔼,要细心、耐心,认真操作,推拿手法要轻快柔和、平稳扎实。

(4)注意手法的补泻。

六、意外情况处理

1.晕厥

推拿时发生晕厥,可能为患儿过于紧张、体质虚弱、疲劳或饥饿等原因,也与推拿手法过重或时间过长有关,可以在推拿前安抚患儿情绪,手法不宜过重、时间不宜太长。

2.破皮

推拿过程中,因操作不当可能出现患儿皮肤破损。需立即停止推拿,用碘附棉签对破损皮肤进行消毒,用无菌纱布覆盖,防止感染。

参考文献

刘明军,王金贵.小儿推拿学[M].北京:中国中医药出版社,2016:90-91.

第 4 节　经筋技术

一、定义

经筋疗法是以人为本,以灶为腧的一种治疗方法。不记经络穴位,利用肌筋膜链体系和人体力学原理,结合独有的多维治疗理念,始终贯穿经筋查灶、固灶、消灶及多维解锁。不仅可有效地治愈疾病,更能做到见效快、疗程短、标本兼治。

二、技术操作

浅层筋膜松解、深层肌肉刺激。

操作:选择合适的体位,进行体格检查,通过手法(点、揉)松解或激活肌肉,打通经络,达到治疗目的。每天 1 次,10 天为 1 疗程。

三、适应证

(1)颈、肩、腰、下肢的疼痛。

(2)脑血管疾病急性期、恢复期、后遗症期的康复。

(3)颅脑损伤的康复。

(4)脊髓损伤的康复。

四、禁忌证

(1)急性软组织损伤且局部肿胀严重的患者。

(2)可疑或已经明确诊断有骨关节或软组织肿瘤的患者。

(3)骨关节结核、骨质疏松的患者。

(4)妊娠 3 个月以上的女性患者。

(5)血栓患者。

五、注意事项

(1)患者的血栓部位不可刺激。

(2)血压不稳定、心脏不好的患者选择适当的手法及力度。

(3)感觉不灵敏的患者深层刺激手法要适中,避免皮下出血、血肿。

六、意外情况处理

(1)若出现小片皮下出血、轻微的皮肤肌肉疼痛属于正常现象,要与患者有效沟通,消除其恐惧紧张的心理。

(2)若治疗过程中患者出现头晕、心脏不适、过度劳累等症状,应终止治疗,患者取头稍低位,静卧片刻或服温开水及糖水,重者可按人中、合谷进行急救。

(3)若患者在接受治疗过程中出现局部皮肤潮红、疼痛、破损的情况,停止手法操作,做好皮肤消毒和保护,防止感染发生。

参考文献

《中国针灸编辑部·中国针灸》2023 年“经筋理论与经筋疗法”征文通知[J].中国针灸,2023,43(1):78.

第5节 女子经筋技术

一、定义

经筋疗法起源于中医经典《黄帝内经》中的《灵枢·经筋篇》,距今已有2600多年的历史。《灵枢·经脉》认为云筋为刚,肉为墙。古人认为"筋壮首强,筋舒者长,筋劲者刚,筋和者康"。今以人功,变弱为强,变挛为长,变弱为刚,变衰为康。

经筋是人体结构最庞大的组织,包括皮肤、肌肉、肌腱、韧带、筋膜、骨膜、血管、神经、淋巴、软骨等。人体以骨为支架,以关节为枢纽,以筋肉为动力,以神经为统帅。经筋护固形体周身表层,连缀肢节,司开合,保证躯体趋向活动。外应天序,内属五脏六腑,固元化生,营行血气,调节机体内外环境平衡,是保障健康的重要组织。

二、技术操作

1.诊断

问诊和检查后确定真正问题所在。

2.操作手法

患者取舒适姿势。医生手部温热,将药油倒入手中摩擦,将药油充分涂抹到患部,利用经络的走向松解筋膜、刺激脏腑功能和恢复肌肉的弹性,从而起到治疗作用。

3.建议

每天1次或每周3次。

三、适应证

乳腺疾病、腹部疾病、头部疾病、痛经等妇科疾病、颈肩、双下肢等关节疾病。

四、禁忌证

(1)皮肤损伤患者、静动脉血栓患者。

(2)骨关节结核、骨质疏松患者。

(3)可疑或明确诊断关节疾病和关节肿瘤患者。

(4)皮肤传染病患者。

五、适用人群

女性患者。

六、意外情况处理

(1)若皮下有小片出血或轻微的皮肤肌肉疼痛属于正常现象,要与患者提前沟通,以免紧张。

(2)若治疗过程中或治疗后,出现头晕、心慌等症状,需取仰卧位,慢服温开水或糖水,严重者及时请急诊会诊。

七、注意事项

(1)患者皮肤是否易破裂。

(2)高血压患者慎做治疗。

(3)力度要适中,常询问患者力度是否合适。

(4)在治疗过程中及时沟通,告知患者身体问题所在及如何注意。

参考文献

萧言生.女子经络养生经[M].北京:中国妇女出版社,2009.

第6章 中医骨伤技术——夹板整复技术

第1节 总论

一、定义

夹板整复技术，又称小夹板固定技术，是骨伤科临床上最常用、最主要的固定方法，多用于四肢骨折。

二、种类

1.按小夹板的形态分类

（1）塑形小夹板：用可塑性强的木料制成，多用柳木。因柳木具有一定的弹性和韧性，不易折断和劈裂，质轻并可吸收压力，在形变后，有弹性回位作用。可根据治疗需要和肢体形态塑成相应的弧度，然后于贴皮肤面侧加海绵或毡垫，外加针织套缝制而成。

（2）非塑形小夹板：用量轻质好的松木或桐木制成，根据治疗所需要的长短和宽窄，选用适宜的板材，贴皮肤面加海绵或毡垫，或垫以棉花，外以绷带包绕备用，外套针织套。

2.按小夹板的制作材料分类

（1）木制小夹板：以柳木、杉树皮为佳，具有可塑性以利于制成适应肢体的外形，有韧性、抗折，有弹性以利于肌肉的收缩。其厚度多为2.5mm×4mm，边缘光滑圆钝，接触皮肤的一面加一毡垫，外包棉绳套或灯芯绒，可常规批量生产或临时修剪。

（2）铁丝小夹板：用直径4mm左右的铁丝制矩形，矩形间用较细的铁丝缠绕成网状。使用时衬上厚实的棉花，用绷带缠绕。此类小夹板可临时塑成各种形状，多用于临时性固定。

（3）石膏小夹板：通过石膏的硬化来达到固定和加固的效果。

3.按小夹板的不同作用分类

（1）夹板：用以夹缚固定患肢，保持和稳定折端对位，控制不利于骨折愈合的活动并保护患肢不致再损伤。

（2）托板：起到托扶和支撑，保持患肢体位和稳定折端的作用。

三、适应证

（1）四肢闭合性骨折患者。

（2）四肢穿破性骨折，创面较小或创面经过处理后已经愈合者。

（3）陈旧性骨折适用于手法整复者。

四、禁忌证

（1）不能按时观察的患者。

（2）严重的开放性骨折。

（3）皮肤广泛擦伤。

（4）伤肢严重肿胀，末端已有血循环障碍现象者。

（5）骨折严重移位，整复对位不佳者。

（6）骨折肢体已有神经损伤症状，局部加垫可加重神经损伤者。

（7）伤肢肥胖皮下脂肪多，因固定不牢易发生延迟连接或不连接者。

五、注意事项

（1）伤肢体位应放置正确，外包纱套或包1~2层棉纸，以免压坏皮肤。

（2）所选纸垫的大小要合适，放置加压点要准确，并用胶带固定，以防移动。

（3）选用小夹板的型号要合适，且应按规定顺序放置前、后、内、外侧的小夹板，由助手扶托稳固，以便用布带包扎固定。

（4）捆扎布带的长短要适宜，先扎骨折端部位的一条（即中段），然后向两端等距离捆扎，松紧度以布带能横向上下移动各1cm为宜。

（5）布带捆扎完毕后，应检查伤肢末端的血液循环情况及感觉。如一般情况良好，再行X线检查骨折端对位情况。

（6）在伤肢固定后1~3天内要特别注意观察伤肢末梢血液循环情况及感觉，并随时酌情调整捆扎布带的松紧度；然后每周行X线检查及调整布带松紧度1~2次，直到骨折愈合。

（7）在小夹板固定治疗期间，每天应鼓励和指导患者定时定量地进行伤肢功能锻炼。

六、固定原理

（1）通过布带的约束力、小夹板的杠杆力及纸压垫的效应力来平衡引起骨折再移位的倾向力，使骨折远近端处于相对静止状态，即小夹板局部外固定不是将骨折断端绝对固定，只是保持骨折断端的相应解剖关系。

（2）肌肉的收缩活动使骨折断端产生纵向压力，纵向压力使骨折断端保持紧密接触，这是一种生理性刺激，有利于骨折愈合。

七、优点

1.无创性固定

手术切开复位需要剥离骨膜，有时会造成骨不愈合或感染，并且骨折愈合后还要把内固定物取出行二次手术。患者的小夹板选择适宜，可以避免手术的不良反应。

2.取材方便价格低廉

中医骨伤科运用小夹板历史悠久，各种木板或硬纸板均可使用，在急性骨损伤的现场，可早期使用，减少二次损伤。

3.操作简单

只要经过专业指导，都可以很好地操作。特别对于上肢前臂骨折或下肢胫腓骨折。

4.伤肢早期锻炼

由于小夹板固定范围小，不超过上下关节，便于伤肢进行早期功能锻炼。小夹板不妨碍肌肉纵向收缩运动，当肌肉收缩时，可以使骨折端相互挤压，有利于骨折愈合。由于可以早期锻炼，失用性肌萎缩及骨质疏松更少。

5.便于医生检查及调整

小夹板固定可视范围大，可以及时了解肢体血液循环情况，同时，发现骨折对位对线不良时，可以及时调整，以防后期出现严重后果。

八、技术操作

1.准备

（1）注意：术前沟通。

（2）器材准备：包括合适大小外形的小夹板，由柳木、椴木或杉木制成；肢体侧衬垫、毡垫；外用纱套；各种纸垫或棉垫；捆扎用的布带。

（3）患者准备：需要手法复位者可先清理皮肤。局部麻醉下进行骨折整复，患肢仅包纱套。骨突部位及骨折成角突出着力部位加衬垫。根据患者肢体大小选择合适的夹板。由助手维持复位后的位置。

2.操作步骤

(1)伤肢摆放在正确的位置,清理皮肤,需要手法整复者先整复骨折,固定部位加纱套,骨突及小夹板着力部位加衬垫用胶带固定,防止移位。

(2)选择合适大小外形的小夹板放在肢体前后内外侧,一般不超过关节,宽度约为肢体周径的4/5,由助手扶稳,医生用布带包扎固定,先扎骨折端的一条,然后向两端等距离捆扎,松紧程度以布带上下移动各1cm为准。

(3)检查肢体末端血液循环情况及感觉,检查无异常情况后,行X线检查确认骨折对位情况。

(4)固定后1~3天内观察伤肢末端血液循环情况,及时调整捆扎布带松紧度,之后每周检查调整2~3次,择期进行X线检查确认骨折无移位。

九、意外情况处理

1.皮肤压疮

包扎过紧或肢体肿胀,多发于骨突部位,受力集中,早期表现为剧烈疼痛,还会出现肢体末端血液循环异常,发现应及时松解调整捆扎布带,骨突部位增加衬垫,儿童及意识不清醒的患者使用小夹板要及时观察,避免压疮。注意:绑扎太松或固定垫应用不当,易导致骨折再移位;绑扎太紧可产生压迫性溃疡及缺血性肌挛缩,从而导致严重伤残。

2.筋膜间室综合征

骨折早期因局部血肿及软组织损伤,肿胀会持续且还会进一步加重,特别手法整复后会加重软组织反应,此时使用小夹板固定,即使按照常规松紧度固定也会发生捆扎布带过紧,筋膜间室压力增高,从而影响血液循环,若处理不及时有发生筋膜间室综合征的可能。固定后应按常规及时复诊观察,发现异常疼痛,指端循环障碍,及时松解捆扎布带,抬高患肢促进回流、减轻肿胀,此病重在预防,应密切观察。

3.神经麻痹

肢体有些部位神经表浅,如尺神经、腓总神经等,使用小夹板时应避让或增加衬垫,若不熟悉相关固定部位的解剖,常规使用小夹板,可能会造成神经压迫,早期表现为疼痛、麻木,时间过长会导致神经麻痹、足下垂、手内肌肉萎缩等。应早期发现,及时松解减压,避开神经部位。注意:观察远端肢体很重要。

4.固定失效、骨折移位、畸形愈合

小夹板固定为非坚固固定,固定期间要动静结合,若捆扎布带松弛,固定失效,骨折容易发生再移位,时间过久会造成骨折畸形愈合。固定期间要及时调整,特别是早期要每天调整1~2次,肿胀消退后捆扎布带松弛,要及时紧固,防止畸形发生。

第2节 各论

以桡骨远端骨折和踝关节骨折为例。

一、桡骨远端骨折

(一)概述

桡骨远端骨折是指桡腕关节近侧2~3cm处发生的骨折,属于松质骨骨折,是四肢中最为常见的骨折,约占四肢骨折的18%。多发生在两个年龄段:6~10岁和60~69岁。发病率随年龄增大而增加,老年女性的发病率比同龄男性高。老年患者多为应力骨折,与骨质疏松有关。而年轻患者多为高能量损伤所致。

(二)解剖结构

桡骨远端外侧向下的突起被称为桡骨茎突,下端内侧有弧形凹陷的关节面被称为尺切迹。尺骨远端被称为尺骨头,其前、外、后3面有环状关节面,与桡骨的尺骨切迹相连。关节头的后内侧向下伸出的突起,被称为尺骨茎突,在腕部内侧可扪及。桡骨干远端呈四边形,骨皮质较薄,分掌、背、桡、尺4个面。掌背侧与桡骨干相连,形成一个凸向背侧的弧形表面,有旋前方肌附着。背侧面右纵沟,腕背伸肌肌腱由此通过,桡侧面向远端凸起处,被称为桡骨茎突,比尺骨茎突长1.0~1.5cm。尺侧面呈半圆形凹面,与尺骨远端的尺骨小头构成下桡尺关节,有三角纤维软骨盘覆盖于表面。桡骨远端关节面向掌侧倾斜10°~15°,被称为掌倾角,向尺侧倾斜20°~25°被称为尺偏角(图6-2-1)。

(三)骨折分型(以损伤机制分型为例)

1.Colles 骨折

Colles 骨折指桡骨远端2~3cm的松质骨骨折,并向背侧移位(图6-2-2)。可累及桡腕关节或远侧尺桡关节。1814年由Colles详细描述并沿用至今。此类骨折为最常见的骨折之一,多见于中、老年人。女性多于男性。多为间接暴力引起,由肘部伸直、前臂旋前、腕背伸位跌倒所致。伤后腕部疼痛、肿胀,可出现“餐叉”样畸形或“枪刺”样畸形,腕关节、前臂旋转活动和手指活动因疼痛而受限。X线片典型表现为:桡骨远端骨折向背侧和桡侧移位,骨折向掌侧成角,桡骨短缩,桡骨远端骨折旋后。

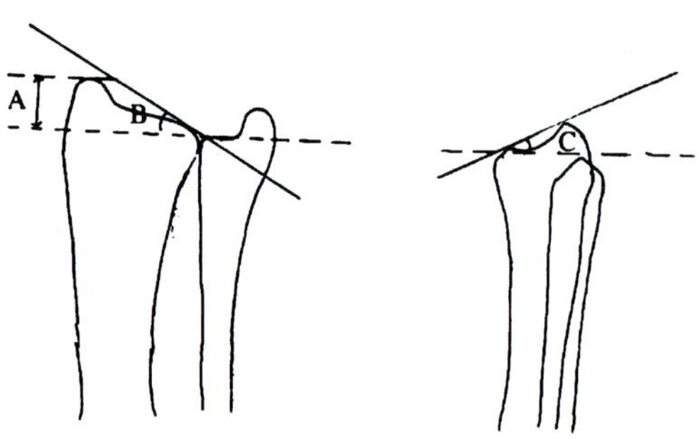

图6-2-1 桡骨远端的3个重要复位参数。A 桡骨高度:1~1.5cm;B 尺偏角:20°~25°;C 掌倾角:10°~15°。

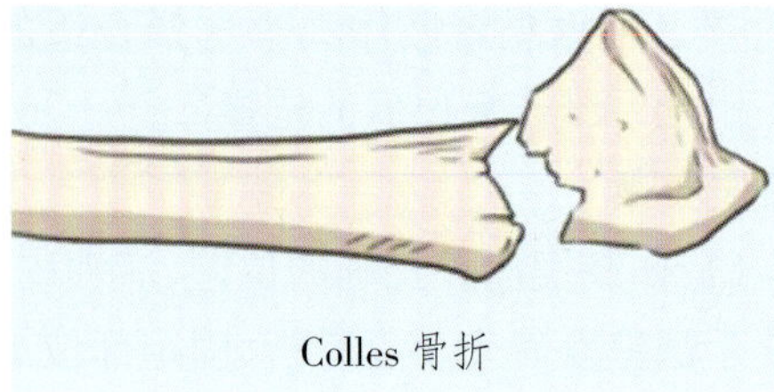

图6-2-2 Colles 骨折。

2.Smith 骨折

Smith 骨折指远端向掌侧移位合并远侧尺桡关节脱位的桡骨远端骨折(图6-2-3),Smith于1847年首次描述。此类骨折较为少见。跌倒时如腕背侧着地,腕关节急骤掌屈可造成此类骨折。伤后腕部疼痛、肿胀、腕部活动受限。畸形与Colles骨折的典型畸形正好相反。典型X线片表现为:桡骨远端骨折块连同腕骨向掌侧和近侧移位。

3.Barton 骨折

由Barton于1838年报道。将桡骨远端背侧、掌侧缘骨折合并腕关节半脱位或脱位者统称为Barton骨折(图6-2-4)。此类骨折很少见。Barton背侧缘骨折多为间接暴力所

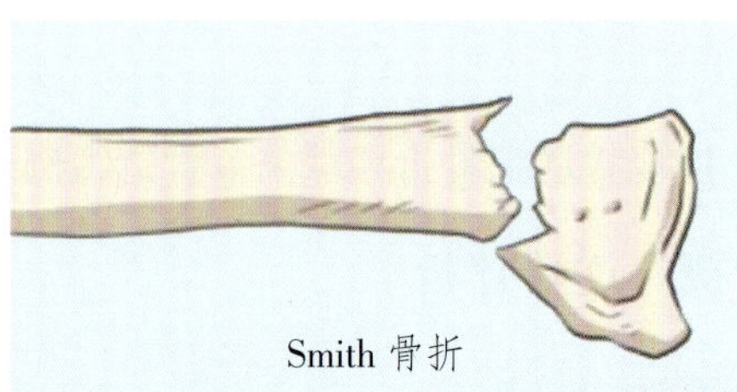

图6-2-3 Smith 骨折。

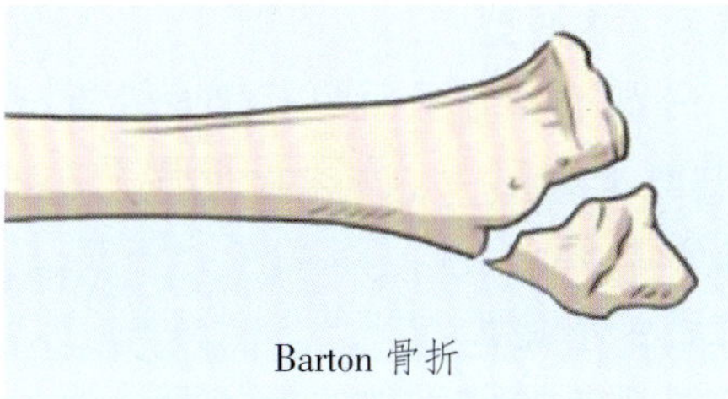

图 6-2-4　Barton 骨折。

致，由前臂旋前、腕背伸位跌倒、腕骨撞击桡骨远端关节面背侧缘所致。Barton 掌侧缘骨折多为跌倒时手背触地，腕骨撞击桡骨远端掌侧缘所致。X 线片可明确诊断。

(四)治疗方法

大多数桡骨远端伸直型骨折和屈曲型骨折用手法复位加小夹板固定治疗即可；桡骨远端背侧缘或掌侧缘骨折伴腕关节脱位常是手术固定的指征。无移位的骨折不需要整复。仅用掌、背两侧小夹板固定 2~3 周即可，有移位的骨折则必须根据骨折类型采用不同的整复和固定方法。

1.复位手法

(1)伸直型骨折患者取坐位，老年人则取平卧位为佳，肘部屈曲 90°，前臂取中立位。由助手把持患肢前臂上段，医生双手分别握持患手大、小鱼际部，四指置于骨折近端掌侧，双手拇指在前臂背侧骨折端，摸清向背侧移位的远折端，并用拇指将其扣紧，做拔伸牵引，矫正重叠移位，再将远端旋前，并利用牵引力，骤然猛抖，同时迅速掌屈尺偏使之复位。此法多用于骨折线未进入关节、骨折端完整者(图 6-2-5)。

(2)屈曲型骨折患者取坐位或卧位，肘部屈曲 90°，前臂取中立位。由一助手把持患肢前臂上段，另一助手握持患手拇指和其他四指，做对抗牵引，持续 2~3 分钟，待嵌入或重叠移位矫正后，医生双手拇指由掌侧将骨折远端向背侧推挤，同时用示、中、环三指将骨折近端由背侧向掌侧牵拉，与此同时，牵引手指的助手缓慢将腕关节背伸、尺偏，使之复位。

(3)背侧缘骨折患者取坐位，肘部屈曲 90°，前臂取中立位。由一助手把持患肢前臂上段，另一助手握持患手拇指和其他四指，做对抗牵引。医生将双手拇指压于远端骨折近侧，其余四肢环抱腕部掌侧。在牵引下，一助手将腕部轻度屈曲，此时，医生双手拇指向远端推挤骨折处，然后牵引手指的助手缓慢背伸腕关节。

(4)掌侧缘骨折患者屈肘 90°，前臂取中立位。由一助手把持患肢前臂上段，另一助手握持患手拇指和其他四指，做对抗牵引。

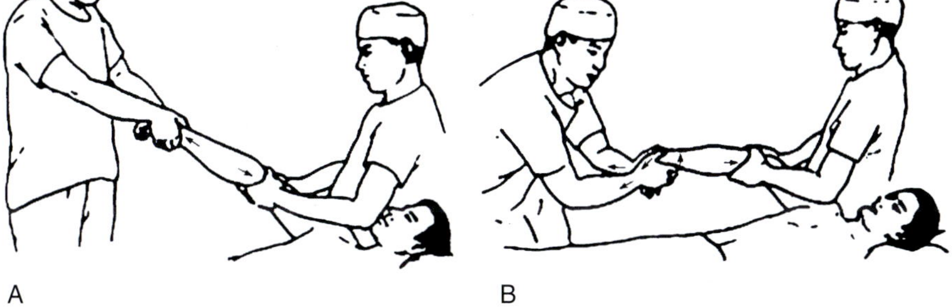

图 6-2-5　桡骨远端伸直型骨折折顶复位法。(A)拔伸。(B)反折屈腕。

医生将双手拇指压于远端骨折处的近侧，其余四肢环抱腕部背侧。在牵引下，一助手将腕部轻度背伸，医生双手拇指向远侧和背侧推挤骨折处，然后牵引手指的助手缓慢掌屈腕关节。

2.固定方法

共 4 块小夹板超腕关节固定。以掌背侧小夹板为主，上宽下窄，宽度为上下两端周径的 1/4，桡侧及尺侧小夹板各为患肢周径的 1/7。伸直型骨折先在骨折远端背侧和近端掌侧，按两垫固定原则分别放置一平垫，然后放上小夹板，小夹板上端达前臂中、上 1/3，桡、背侧小夹板下端应超过腕关节，限制手腕的桡偏和背伸活动。屈曲型骨折则在远端的掌侧和近端的背侧各放一平垫，桡、掌侧小夹板下端应超过腕关节，限制桡偏和掌屈活动。桡骨远端背侧缘骨折应在骨折远端的背侧和掌侧各放一平垫，掌侧小夹板下端应超腕关节，将腕关节固定于背伸位，使腕掌侧韧带处于紧张状态；桡骨远端掌侧缘骨折应在骨折远端的掌侧和背侧各放一平垫，背侧小夹板下端应超腕关节，将腕关节固定于掌屈位，使腕背韧带处于紧张状态。固定垫、小夹板放妥后，捆扎 3 条布带，最后将前臂置于中立位，屈肘 90°，悬挂胸前，保持固定 4~5 周，儿童为 3 周左右。见图 6–2–6 和图 6–2–7。

二、踝部骨折

（一）概述

踝部骨折一般指踝关节骨折。踝关节由胫腓骨下端与距骨组成，踝关节骨折多由间接暴力所导致的踝部扭伤，是骨科的常见疾病。

（二）骨折分型

以 Lange–Hansen 分类法为例。

1.旋后 – 内收型

外踝下胫腓平面的冠状面骨折，骨折线由前下到后上，内踝骨折片大小不一（图 6–2–8A）。

2.旋后 – 外旋型

外踝下胫腓平面的冠状面骨折，骨折线由前下到后上，内踝骨折片可大可小（图 6–2–8B）。

3.旋前 – 外展型

外踝下胫腓平面上 1cm 左右短斜或蝶形骨块，蝶形骨块常位于腓骨外侧，侧位片见骨折为横行。踝关节间隙下的撕脱性骨折，骨块较小（图 6–2–8C）。

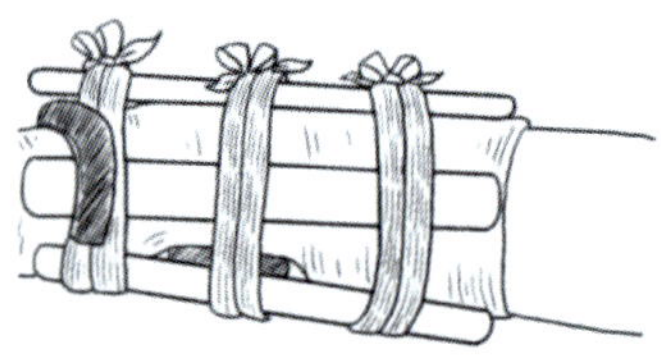

A

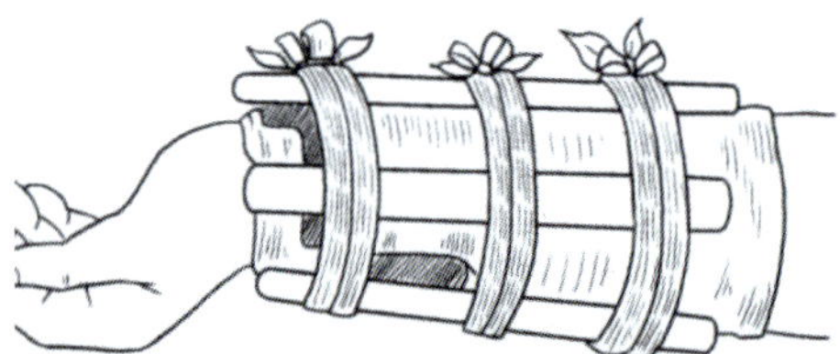

B

图 6–2–6 Colles 骨折前臂中立位固定（A）和 Smith 骨折前臂旋后位固定（B）的衬垫示意图。

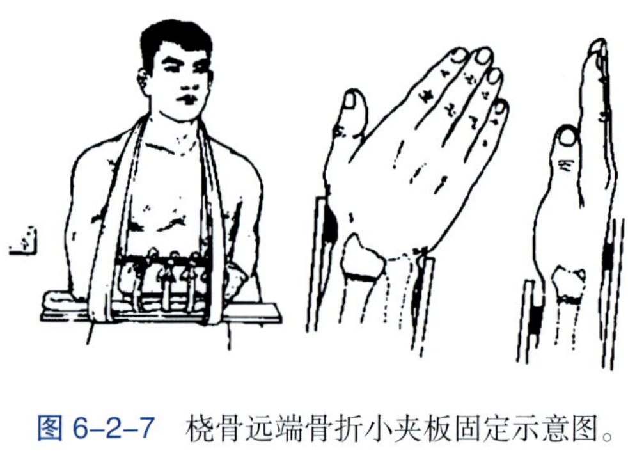

图 6–2–7 桡骨远端骨折小夹板固定示意图。

4.旋前－外旋型

外踝下胫腓 6~10cm 螺旋形骨折，骨折线由前上到后下，并轻度向前成角。内踝骨折一般位于踝关节间隙水平，骨折线呈斜线，在矢状面由前上斜至后下，踝关节侧位片更明显(图 6-2-8D)。

(三)治疗方法

1.复位手法

旋后-外旋型闭合复位，按外踝-内踝-后踝-下胫腓联合的顺序进行。旋后-内收型按内踝-外踝的顺序进行。

以旋后-外旋型Ⅳ度为例，患者仰卧，屈膝 90°以使小腿三头肌放松。两助手分别握持大腿腘部与足部，按骨折畸形方向顺势牵引(牵引力量不能过大，以免加重损伤)。牵引足部的助手将足内旋，矫正外旋畸形。医者双手拇指置于外踝骨折远端，其余四指环抱胫骨远端，由远端推向胫侧，由胫骨远端拉向腓侧的同时，助手内翻背伸踝关节，纠正外踝及距骨的移位。维持内旋-内翻-背伸位。然后以双手拇指顶住后踝骨折处，四指环抱胫骨远端，双拇指向远推挤，同时向下拉胫骨远端使后踝复位。最后医生以拇指向后下方推挤内踝使其复位。两助手维持足与踝的内旋-内翻-背伸位准备固定。见图 6-2-9。

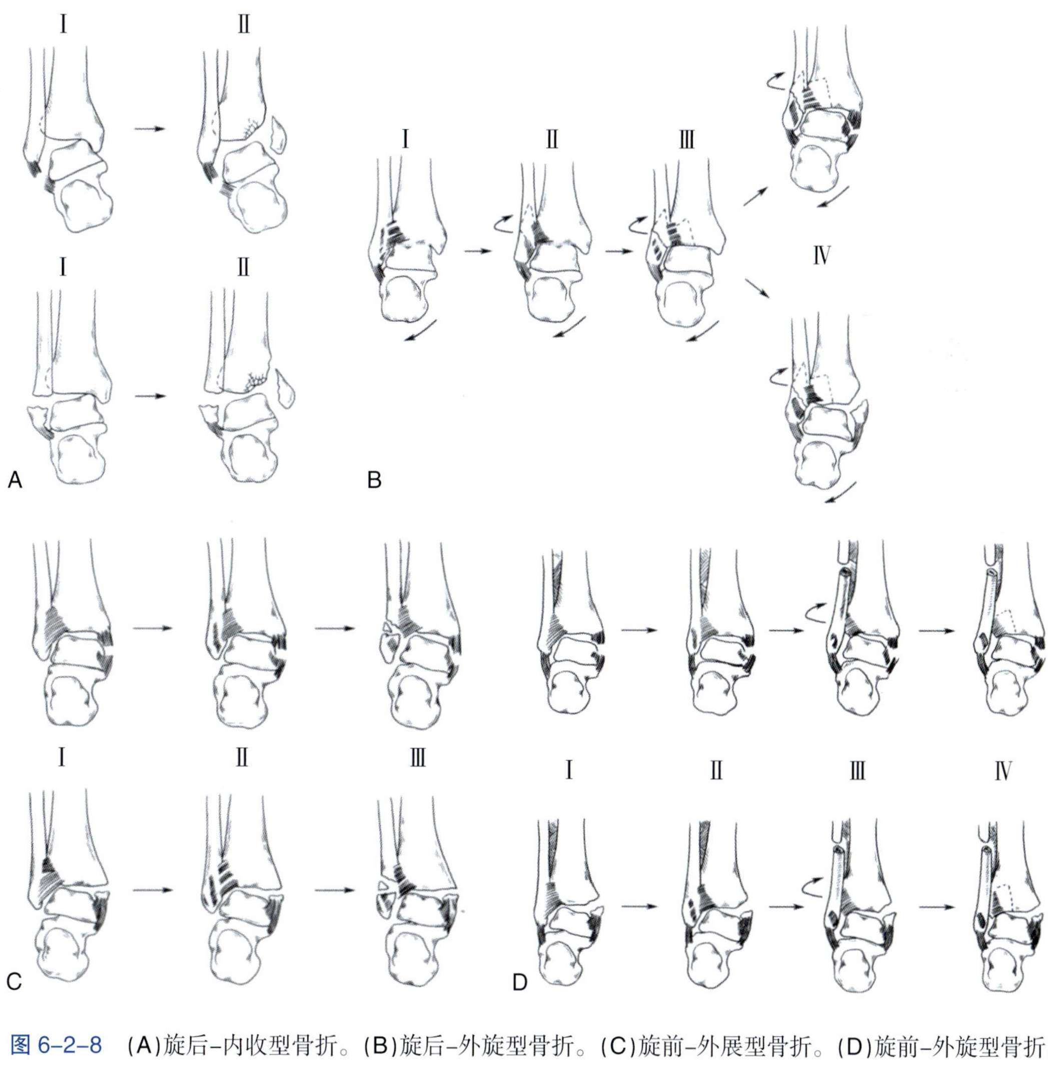

图 6-2-8　(A)旋后-内收型骨折。(B)旋后-外旋型骨折。(C)旋前-外展型骨折。(D)旋前-外旋型骨折。

2.固定方式

首先在内、外踝的上方各放置一塔形垫，下方各放置一梯形垫，防止内、外踝骨突受压。用5块小夹板进行固定，小夹板预先塑形，保证内翻骨折固定在外翻位，外翻骨折固定在内翻位，可使用“8”字绷带或胶带固定踝关节于内、外翻位置，注意固定位置适当即可，勿矫枉过正。兼有胫骨前唇骨折者，应固定在跖屈位，有后踝骨折者，则固定在稍背伸位。内、外、后侧小夹板上起于小腿上1/3，下平足跟部，前内及前外侧小夹板较窄，上起胫骨结节，下至踝关节上方。先捆扎小腿3道布带，再捆扎远端足底的1道。最后可加用踝关节活动小夹板，将踝关节固定于中立位4~6周。一般初期每周行X线复查2次，观察骨折对位情况。见图6-2-10。

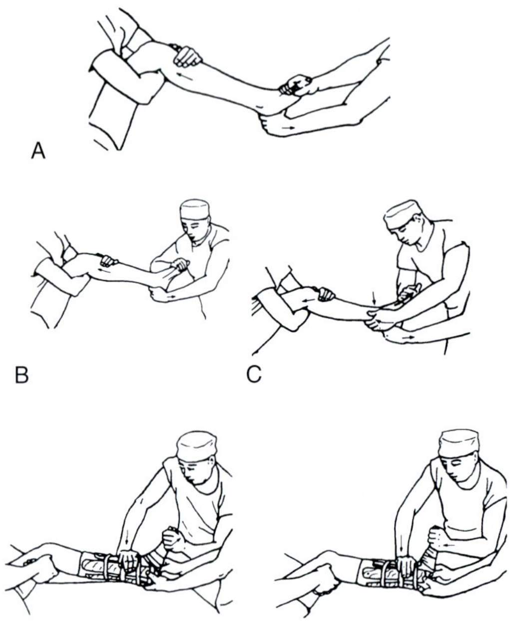

图 6-2-9 踝部骨折复位法。(A)牵引。(B)旋转及翻转。(C)推挤。

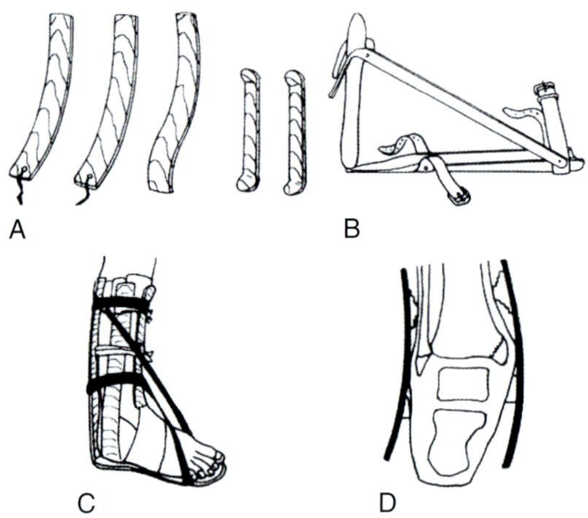

图 6-2-10 踝部骨折的固定。(A)小夹板。(B)踝关节活动小夹板。(C)内翻损伤外翻位固定。(D)外翻固定后侧观。

第 7 章 康复技术操作规范

第 1 节 躯干控制训练

一、双桥训练

1.定义

双桥训练即选择性髋伸展运动，是早期床上体位变换训练的重要内容之一，因姿势像“桥”而得名。

2.适应证

双桥训练能帮助患者增加躯干的运动，一旦患者能熟练地完成，就可以随意地抬起臀部而使其处于舒适的位置，进而减少压疮的发生，提升关节的控制能力，为以后的坐和站打下基础，防止以后步行时伸髋困难而引起行走不便。当患者能很容易地完成该活动时，其行走中就能防止膝关节于过伸位锁住。

3.操作规范(选择性伸髋——桥式运动)

患者取仰卧位，膝关节屈曲，双足底平踏在床面上，用力使臀部离开床面。医生可用下述方法帮助患者完成该动作：将一只手掌放于患侧膝关节的稍上方，向下按压膝部的同时向足前方牵拉下肢；另一只手帮助臀部抬起。随着患者的进步，医生可在逐渐减少帮助的同时，要求患者学会自己控制活动，不能使患侧膝关节伸展或向侧方倾倒。

4.注意事项

(1)患者仍必须保持骨盆于水平位，不允许其向健侧后旋。

(2)让患者控制该活动，不能使膝关节推向伸直或倒向侧面。

(3)每次都应该把足完全平放在床面上，而不仅仅是点一下床面或用足趾先着床。

(4)两足间距离越大，患者伸髋时保持屈膝所需的选择性运动成分就越多。

二、翻身训练

(一)技术操作规范

1.单侧上肢或躯干功能障碍

(1)健侧翻身：健侧手握住患侧手，健侧下肢屈曲，置入患侧下肢下方，健侧上肢带动患侧来回摆动，屈颈向健侧转动头部，依靠躯干旋转带动骨盆转动，利用健侧伸膝动作完成健侧翻身。见图 7-1-1 和图 7-1-2。

(2)患侧翻身：健侧手握住患侧手，屈髋屈膝，健侧上肢带动患侧来回摆动，屈颈向患侧转动头部，利用摆动惯性旋转躯干，完成肩胛带、骨盆转向健侧下肢并跨过患侧下肢，从而完成患侧翻身。见图 7-1-3 和图 7-1-4。

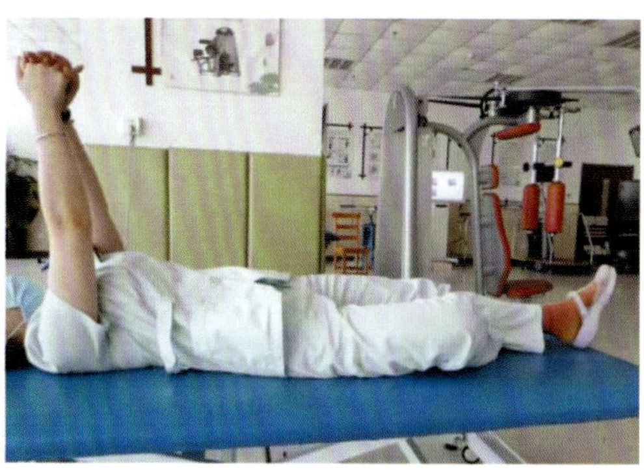

图 7-1-1 健侧翻身准备。

2.双侧下肢功能障碍

双上肢伸展,双下肢交叉,一侧下肢置于另一侧上方,双上肢向一侧甩动,头颈向一侧前屈,利用上肢甩动引起的惯性将头颈、肩胛带旋转,将上肢甩动的惯性通过躯干、骨盆传到下肢完成翻身动作。见图 7-1-5 和图 7-1-6。

3.双侧肢体协调障碍

双下肢屈髋屈膝,双上肢向一侧转动,屈颈向一侧转动头部,依靠躯干旋转带动骨盆转向,骨盆转向一侧则完成翻身。图 7-1-7 和图 7-1-8。

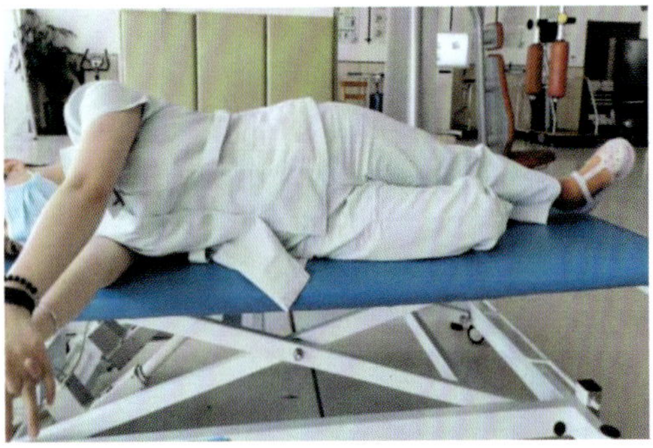

图 7-1-2 健侧翻身完成。

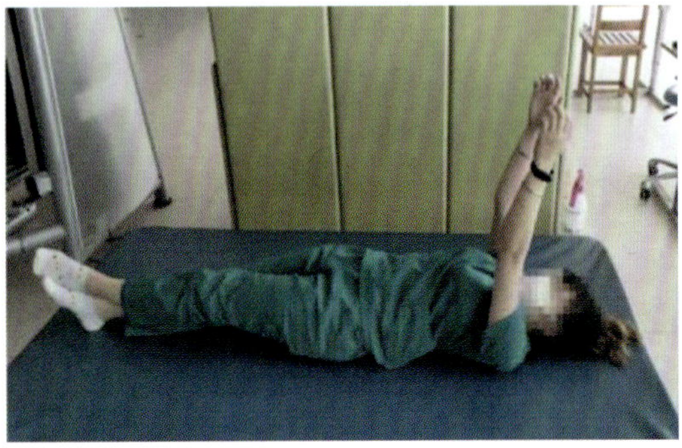

图 7-1-5 双上肢伸展,双下肢交叉。

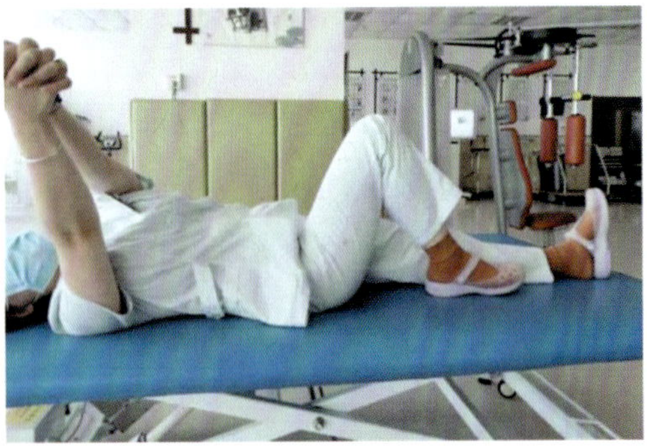

图 7-1-3 患侧翻身准备。

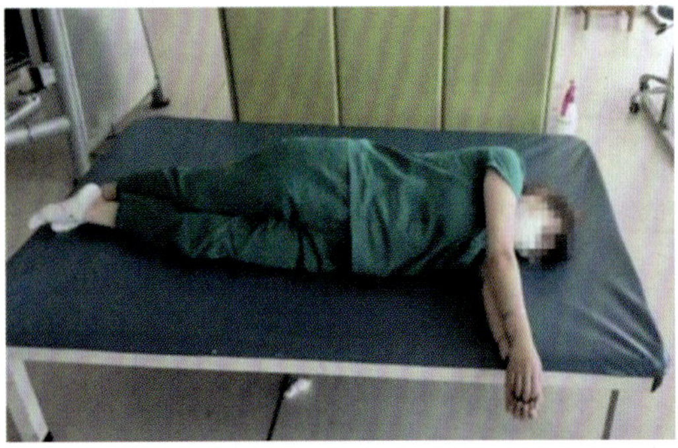

图 7-1-6 双上肢向一侧甩动。

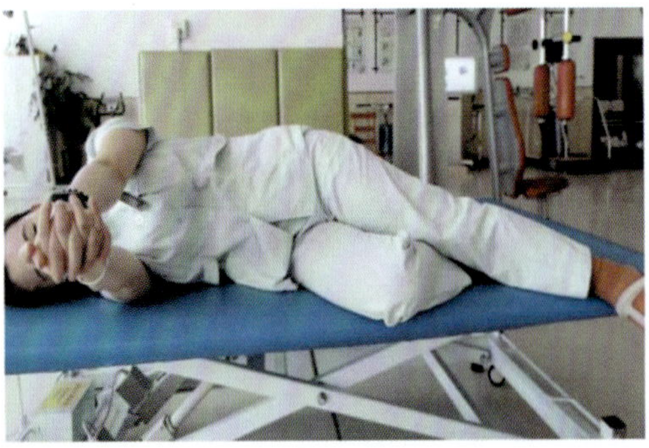

图 7-1-4 患侧翻身完成。

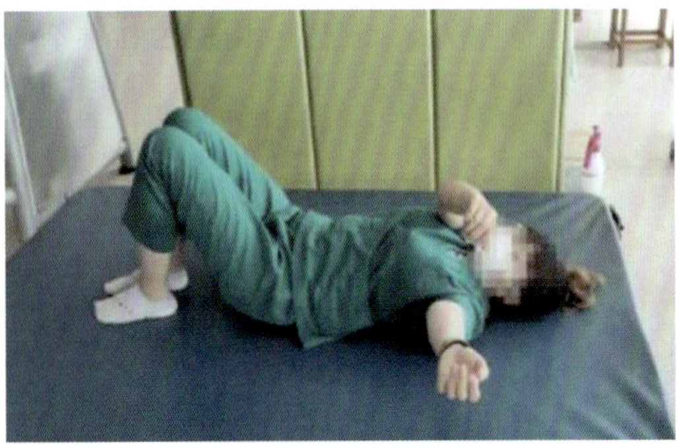

图 7-1-7 双下肢屈髋屈膝。

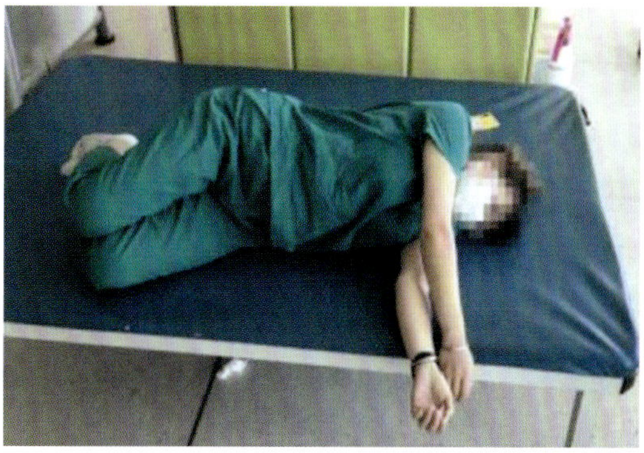

图 7-1-8 完成翻身。

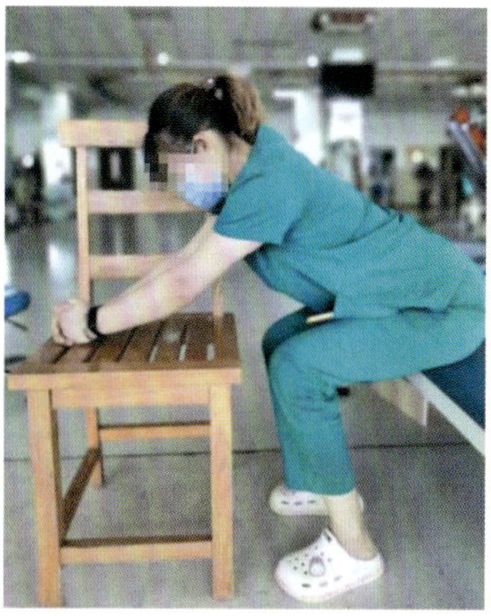

图 7-1-9 手臂支撑在凳子上。

(三)注意事项

(1)无论转向患侧或健侧,整个活动都应先转头和颈,然后正确地连续转肩和上肢、躯干、腰、骨盆及下肢。

(2)确认床边留有足够的空间给患者翻身,以确保翻身后的安全和舒适。

(3)要确保患侧肩膀有足够支撑,而非仅拉动患侧上肢。

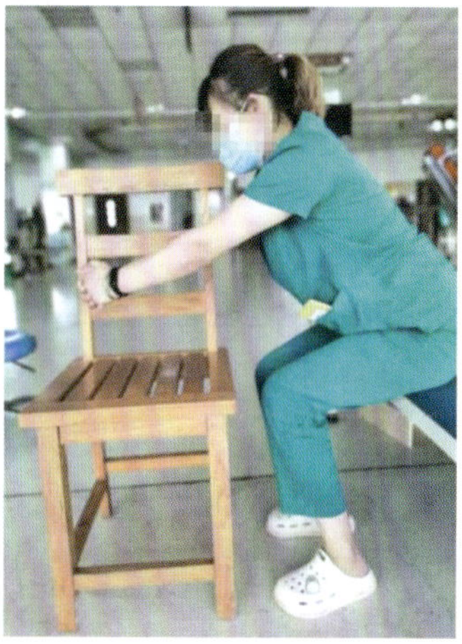

图 7-1-10 伸直背部并抬起手臂。

三、坐位躯干伸直训练

1.适应证

偏瘫患者坐位躯干前屈姿势异常。

2.技术操作规范

患者手臂支撑在凳子上,治疗师首先在患者的脊柱上加压,以帮助被动地伸直躯干。治疗师可以将一足放在前面的凳子上,让患者把手臂放在治疗师的膝上,或将叉握的手放在凳子上。当感觉被动伸直更容易后,让患者主动伸直背部并抬起手臂。见图 7-1-9 至图 7-1-11。

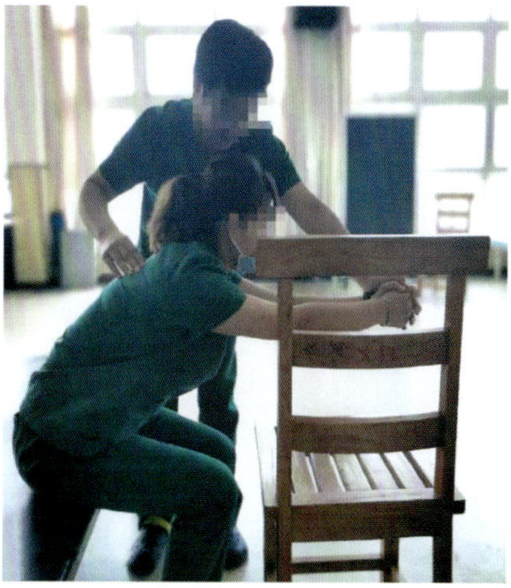

图 7-1-11 治疗师协助。

为促进该运动,治疗师应坐在患者的身边,先帮助其伸直胸椎。治疗师将两只手放在患者两肩上,拉其肩胛骨向后相互靠近,并让患者保持肩胛骨的位置。然后,治疗师将一只手放在患者前胸部,另一只手放在胸椎处以稳定胸廓,帮助其躯干向前运动。患者保持肩胛骨主动内收，手臂放在体侧。

躯干向后运动伸直后，患者将躯干再次向前，但此次患者应从座位上抬起臀部，直到重心全部转移至下肢，髋和膝保持屈曲。患者保持半站立位，同时仍保持躯干伸直、肩向后的位置。

四、患侧稳定性训练

1.适应证

适用于患侧稳定性差而导致行走功能障碍的患者

2.技术操作规范

（1）练习患者健侧，下肢上5cm板练习，注意上板过程不宜引起患侧下肢膝过伸，健侧下肢前足掌在板上（治疗师可在患者患侧，双足控制患者患侧足，双手轻微控制膝关节不让其出现反张），根据情况，适当增加板的高度（图7–1–12）。

（2）靠墙伸髋–离墙站立练习，令患者背靠墙站立，足跟距墙20cm以上，然后向前挺髋，使背及臀部离开墙面，仅以头肩支撑墙面，保持10秒，最后头肩用力向前，使身体全部离开墙面而站稳。一般重复10次（图7–1–13）。

（3）墙角练习，在一个周围无障碍物的墙角，治疗师在患者前方保护，使患者健侧下肢放置于治疗师肩上或助理治疗师帮助抬起患者健侧下肢，治疗师保护患侧膝关节，使患者做下蹲练习（图7–1–14）。

（4）双膝跪位步行，增加患者髋部在步

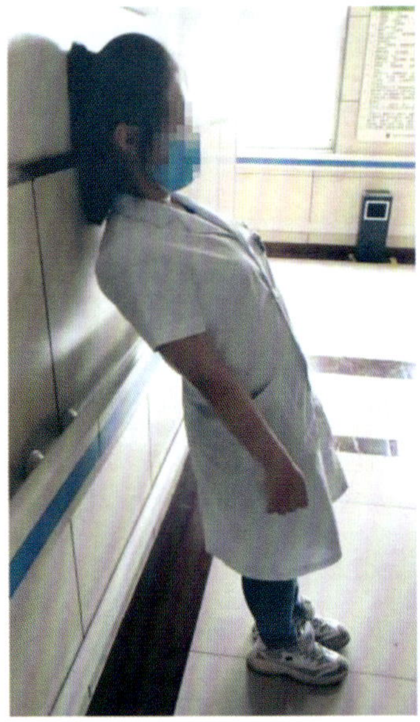

图7–1–13 靠墙伸髋–离墙站立练习。

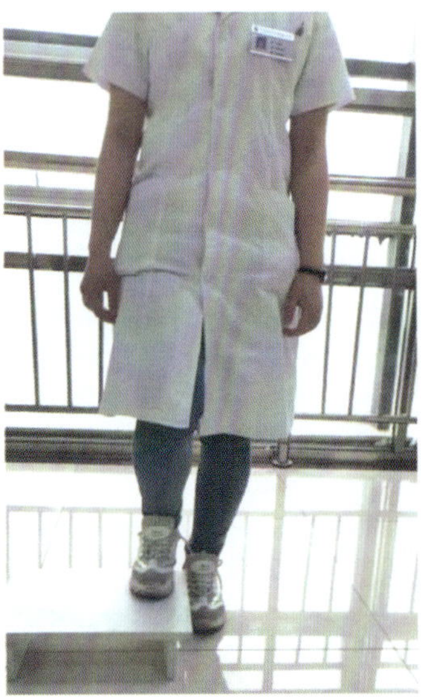

图7–1–12 健侧下肢上5cm板练习。

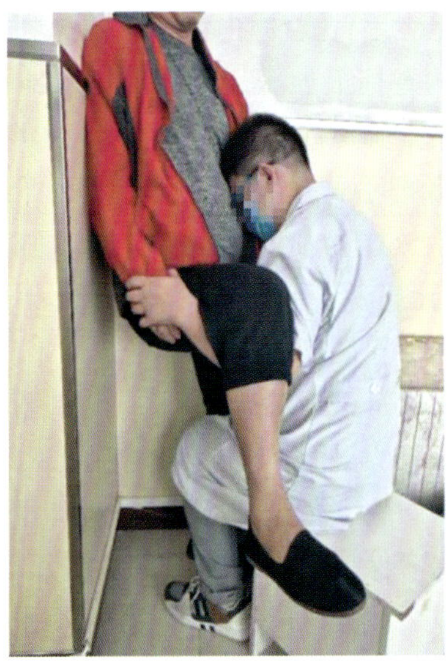

图7–1–14 墙角练习。

行过程的稳定性。患者在泡沫垫上，双膝跪位步行，先行 8~10m，然后根据情况，增加长度（图 7-1-15）。

（5）跨板步行练习，板长 30cm、宽20cm、高 10cm、间距 40~50cm，共 10 个，让患者健侧下肢依次跨过板向前步行（图 7-1-16）。

（6）健侧下肢踩长 10m、宽 20cm、高5cm 的长板步行练习，增加骨盆的稳定性。板的高度视情况可增加或降低（图 7-1-17）。

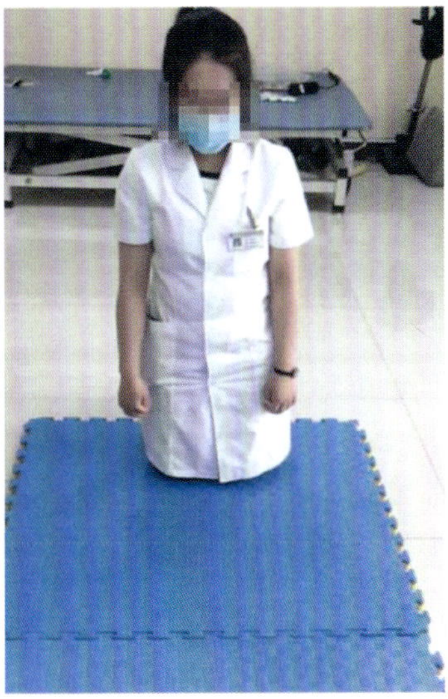

图 7-1-15　双膝跪位步行。

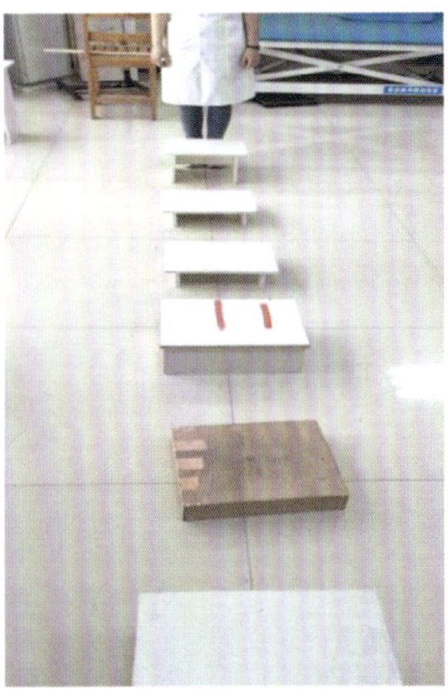

图 7-1-16　跨板步行练习。

（7）对于患侧膝关节稳定性差的患者，可在患侧下肢踩长板步行，高度视患者情况而定。

（8）对于膝关节稳定性差的患者，可练习屈膝位步行。

五、偏瘫患者上、下楼梯训练

1.适应证

上、下楼梯障碍的偏瘫患者。

2.技术操作规范

（1）上楼梯。上楼梯可使重心自动转移，先转移到一侧下肢，然后再转移到另一侧下肢。对于成年人来说上楼梯是一项熟悉的活动，对于患者来说，该运动也可用于仍需要帮助才能行走的患者，这可以改善他们的行走。上、下楼梯的能力也是全面康复的一个重要部分，因为我们在日常生活中，常常需要穿越楼梯。从一开始就应帮助患者以正常的方式上、下楼梯，即单足上一个台阶，而不是双足上同一个台阶。上楼梯的程序包括：

1）如果患者或治疗师觉得不保险，患者

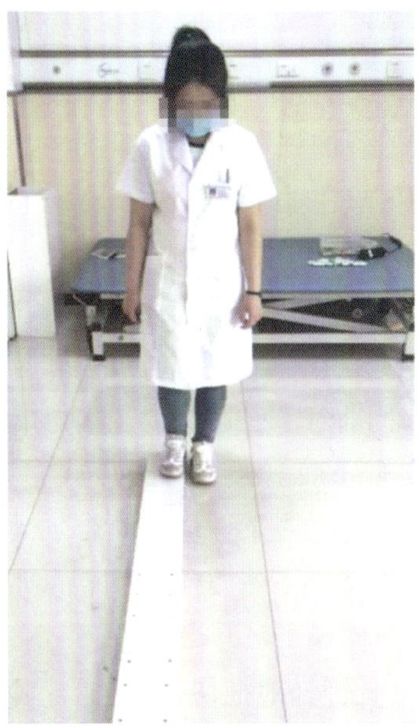

图 7-1-17　下肢踩长板练习。

可用健侧手扶着扶手。治疗师要鼓励患者尽可能轻地扶着扶手，而不要把整个前臂放在扶手上。患者将重心转移到偏瘫下肢，用健侧足上第 1 个台阶。为促进正常的运动程序，治疗师把前方的手放在患者膝上，用拇指和其余四指分别抓住股骨内、外上髁，轻轻向下压。在患者用健侧下肢上一阶楼梯时，治疗师向前拉偏瘫膝超过其足。

2)当患者将重心充分前移至前面的健侧足时，治疗师的手从偏瘫侧膝部滑至胫骨前面通过一圆弧运动将患足放在第二阶楼梯上。刚开始，许多患者都需要这样的帮助，因为在伸髋的情况下，整个下肢的伸肌张力增高，不可能充分地主动屈髋屈膝。治疗师另一只手绕过患者身后放在其对侧骨盆上。在重心向健侧转移并抬起偏瘫下肢时，治疗师用手臂稳定患者的躯干。

3)当患足放置好，治疗师立即将手再放回患者的膝关节上，这样在患者用健足上台阶时，可以再次帮助其膝关节向前超过足。任何时候双膝都不能完全伸直，而应以正常的模式进行有节律的周期式运动。当患者的能力和信心提高后，患者可将双手叉握于身前进行这项活动，如能将上肢随意放在身体两侧则更好。当治疗师感到患者能主动控制其双下肢的运动时，治疗师可将放在患者膝上的手移开，只在骨盆两侧支持。给予的支持逐渐减少，直到最后患者能独立掌握上、下楼梯。对于大多数患者来说，下楼梯要比上楼梯更困难，尤其是用偏瘫下肢向下迈步时。当患侧下肢被带向前时，该下肢倾向于用力拉向内收，交叉于健侧下肢前，足以全伸模式内翻。患者不能将该足平放在下一个台阶上，或者做起来很困难。患者向下看楼梯也可能感到害怕。

(2)下楼梯

1)患者轻轻地把住扶手，治疗师站在患者的偏瘫侧，让患者先用健侧下肢下台阶。为促进正常运动程序，治疗师要把前方的手放于患侧膝上，拉动该膝关节向前充分屈曲，使足跟抬起，以使健足可以到达下一个台阶。另一只手放在患者对侧骨盆上，并将上肢环绕在患者身上以帮助其髋部向前超过足。

2)当患者将偏瘫下肢向前迈时，治疗师放在偏瘫膝上的手保持同样的位置。为了偏瘫下肢能迈开，患者的重心必须转移到健侧上，治疗师用其肩靠在患者背部促进必要的重心转移。治疗师将另一只手放在患者另一侧躯干上，提供稳定并促使患者向健侧运动。当偏瘫下肢向下迈出和收回时，治疗师引导其向外，同样，用另一只手在患者的后面帮助其骨盆向前移。

3)当患足正确地放在下一个台阶上开始负重时，治疗师立即向前拉动患侧膝，以防止该下肢成全伸模式。然后，患者用健侧下肢向前下台阶。从开始行走时就应指导和鼓励患者要一步一个台阶地上、下楼梯。若开始时控制足内翻较困难，早期训练可用绷带矫正足内翻跖屈，使患者能继续进行上、下楼梯训练。患者学会正确的运动程序后，就不再需要握扶手了。在过渡阶段，患者可用健侧手扶身边的墙壁以稳定自身。当患者有充足的安全感时，就应停止用手支持，治疗师在患者骨盆处促进平衡和运动。随后再逐渐减少支持，直到患者能自信地上、下楼梯而无须任何帮助，这对患者在医院或康复中心以外的日常生活至关重要。

六、共济失调患者步行训练

1.适应证

适用于脑损伤后因共济失调造成患者步行功能障碍。

2.技术操作规范

(1)行走训练及复杂程度训练：患者左

右或前后分开双足（与肩同宽）站立于平衡板上，治疗师则站于其患侧位以保证患者安全，同时缓慢踩动平衡板，随着平衡板的摇动，患者将自行调整姿势，每组练习 20次，每天训练 2 组（图 7–1–18）。

（2）双手握平衡棒沿直线步行（数十米）练习，治疗师在旁边给予保护（图 7–1–19）。

（3）针对躯干前后晃动比较严重的患者，应用多功能组合箱练习，遵循由低到高、由易到难、由少到多的原则；由低到高依次摆放组合箱，间距 1m，高度依次增加 10cm，让患者先自己从高到低依次坐于组合箱上，让患者体验各个箱子的高度后，再从低到高对患者进行训练，根据患者体力，每天集中训练 30~50 分钟。治疗师在旁边给予保护（图 7–1–20）。

（4）针对躯干左右晃动比较严重的患者，可在地上放置高 1cm、长 30cm、宽 20cm 的木板，放置顺序为患者左足踩第一个板，然后右足不放，在左足迈出不放、右足迈出时放置一个板，以此类推，共放置 8~10 个，根据患者体力，可适当增加板的个数。也可练习患者倒退步行，先倒退 1m，上 30°斜板，根据患者训练情况，逐渐增加倒退长度以及板的高度（图 7–1–21）。

（5）在天轨减重状态下进行行走训练，重心轮流在双足间转移，交替进行 1/4 步幅、2/1 步幅与全步幅练习，以及向左转弯、向右转弯练习（图 7–1–22）。

（6）针对功能较好的患者，可练习拍球步行及跑步训练等，增加四肢协调性。患者每天集中训练 30~50 分钟（图 7–1–23）。

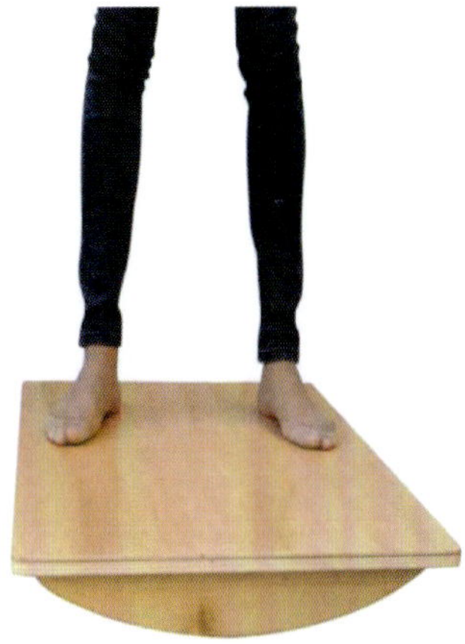

图 7–1–18　行走训练及复杂程度训练。

七、运动再学习改善膝过伸

1.适应证

存在下肢感觉及运动功能障碍。

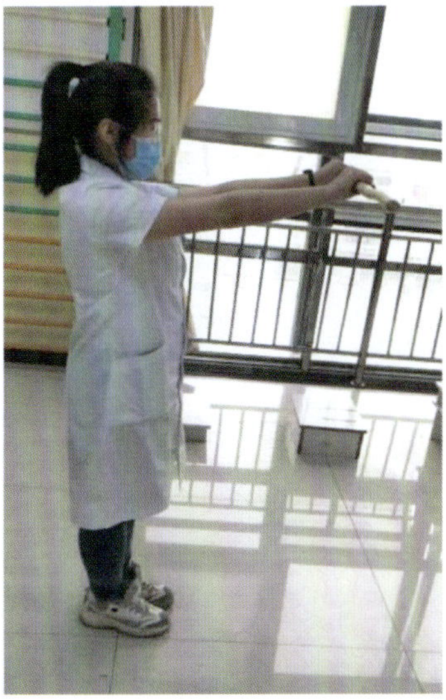

图 7–1–19　双手握平衡棒步行练习。

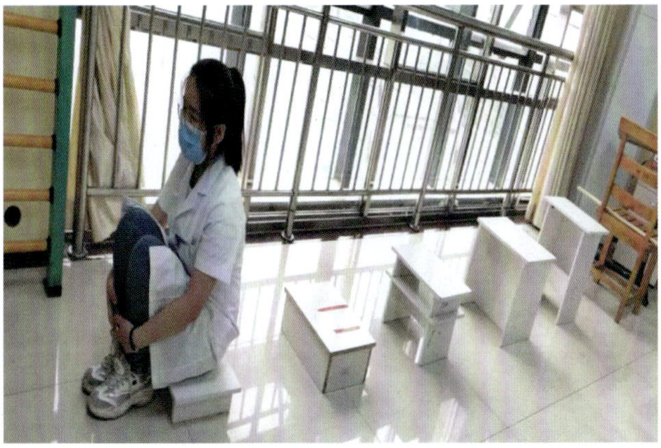

图 7–1–20　多功能组合箱练习。

2.治疗前评估

Loudon 的膝过伸诊断方法；Holden 量表；运动功能评估量表中的步行及从坐位到站立两项来评价患者步行准备和步行功能水平；10m 步行速度除以患者身高来评价患者 10m 相对步行速度。

3.技术操作规范

（1）伸髋训练：取俯卧位，患者双上肢置于背后屈膝或伸膝下伸展髋关节，治疗师根据情况给予不同程度辅助。站立位，髋关节对线正确，患者健侧下肢向前迈步，保持患侧髋关节伸展位。

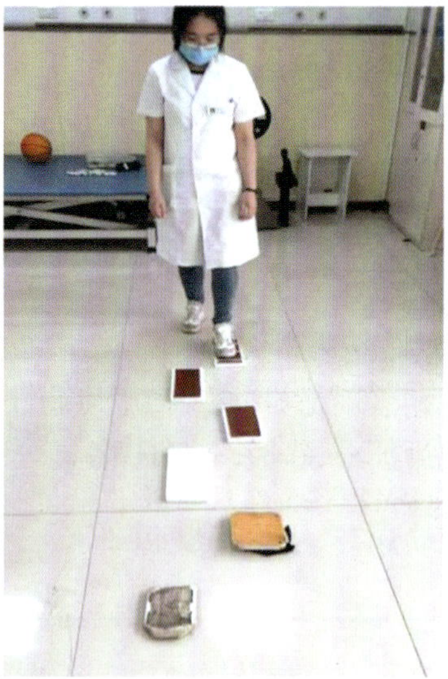

图 7-1-21 左右足踩板练习。

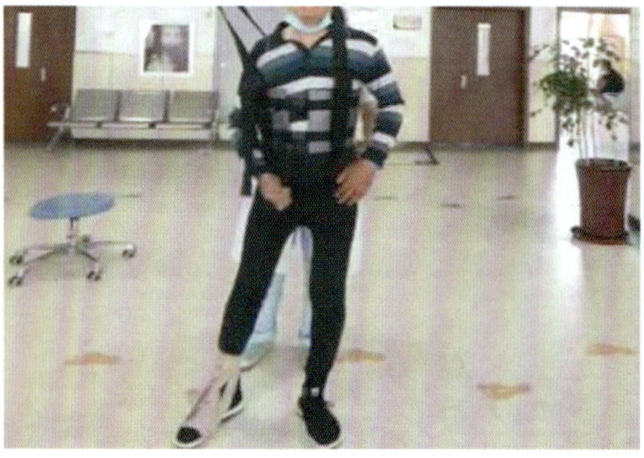

图 7-1-22 天轨减重状态下的行走训练。

（2）0°~15°伸膝控制训练：取坐位，伸直膝关节，通过 0°~15°时，嘱患者进行股四头肌的向心性和离心性收缩。站位，健侧下肢向前迈出一个正常人步长的距离，嘱患者患侧下肢做 0°~15°的膝关节屈伸控制训练，注意及时纠正患者患侧髋关节及骨盆的异常对线，站在 10°~20°的斜坡上，屈曲双侧膝关节 0°~15°。

（3）骨盆诱导控制训练：取坐位或站位，嘱患者骨盆左移，做前、后倾训练，给予患者不同程度的帮助。取站位，治疗师站在患者后方，手置于患者骨盆两侧，患侧下肢迈步时，治疗师使骨盆向健侧前方移动，产生患侧迈步反应，此瞬间将患侧骨盆略向上抬起，同时诱导患者骨盆与躯干做反方向运动。

4.技术升级与改造

将以上各训练成分充分运用在作业疗法和日常生活中，例如，床-轮椅转移、如厕、沐浴、娱乐等。

5.注意事项

训练内容顺序包括：从仰卧位到坐位→坐位平衡→从坐位到站位或（和）从站位到坐位→站位平衡→步行→日常生活活动。

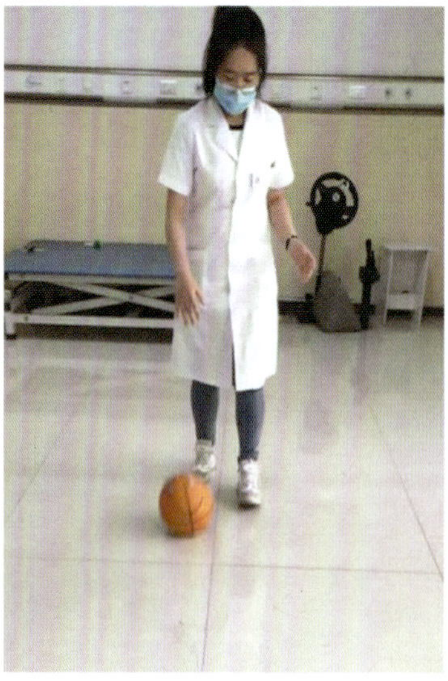

图 7-1-23 拍球步行及跑步训练。

八、斜坡试验改善膝过伸

脑卒中患者因小腿三头肌张力过高可导致膝过伸。

1.治疗前评估

Loudon 的膝过伸诊断方法：患者站立位（即足底着地和支撑）负重时，出现膝关节过度伸展，身体重心向后移，有向后倾倒的征象，只能膝关节主动屈曲步行；膝过伸定义为膝关节过度伸展角度>5°。

CT 示脑梗死、脑出血，均伴有偏瘫，股四头肌肌力≥3 级，Holden 步行功能分级≥Ⅱ级。

所有患者均以膝过伸步态行走且因小腿三头肌张力过高存在足下垂。

2.技术操作规范

（1）常规康复治疗应进行患膝关节稳定性的训练：①通过牵张、关节压缩，促进膝关节深感觉的恢复；②用助动-主动-抗阻训练加强股四头肌、腘绳肌和胫前肌肌力；③在抗阻的情况下，股四头肌做 0°~15°的屈伸；股四头肌、腘绳肌、半膜肌、半腱肌（内旋肌）和股二头肌（外旋肌）交替节律性抗阻等长收缩，持续时间 10 秒/次；④注意髋及踝关节的协调，纠正异常步态；⑤低频电疗：频率为 50~100Hz，幅度 100%，将 5cm×10cm 的 4 个极片分为 2 组，一组放于膝关节股内侧肌和股四头肌肌腹处，另一组放于小腿的前外侧即胫前肌和腓骨长短肌起止点，耐受限度为 20 分钟，1 次/天。

（2）斜坡训练：20°斜坡站立训练 10 分钟；之后在斜坡上行提踵-缓慢落下训练，10 次/组，每组之间休息 1 分钟，共 3 组；最后在斜坡上练习患肢支撑健肢前后迈步训练，两足前后间距均>10cm，持续 10 分钟。

3.技术升级与改造

采用持续被动牵伸以降低肌张力。

4.注意事项

（1）治疗师使用斜坡训练前，应对患者小腿三头肌张力进行评估，张力高者，适用于斜坡训练。

（2）可逐渐增加坡度：由 10°向 15°、20°逐渐增加斜坡坡度。

（3）对初次进行斜坡训练的患者给予充分安全保护，减轻患者恐惧心理。

九、截瘫患者翻身训练

1.适应证

适用于脊髓完全性损伤的肢体瘫痪而上肢有功能的患者。

2.技术操作规范

（1）患者仰卧，双上肢上举（图 7-1-24）。

（2）双上肢向左右甩摆数次，利用惯性向一侧翻身（图 7-1-25）。

3.技术升级与改造

（1）上肢功能较好者可利用床栏杆等使躯干完全向一侧翻转。

（2）轴线翻身：即翻身过程中，保持患者的鼻尖、下颌与胸骨上凹在一条直线上。翻身时，1 人保护头颈部，操作者站在患者的头侧，用双前臂夹紧患者头部，双手固定头颈部，使头颈固定在一条直线上，且略施牵

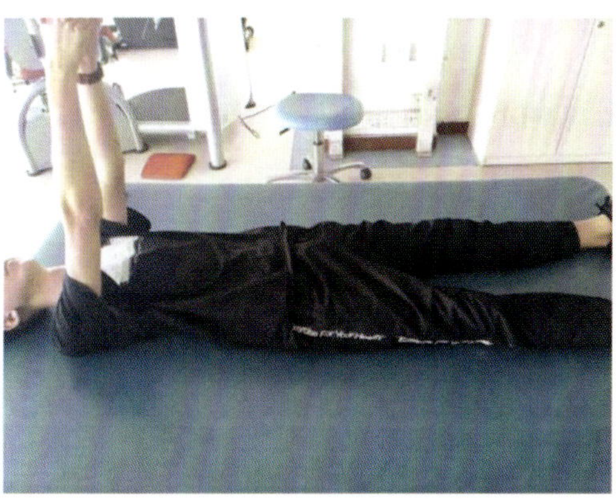

图 7-1-24 截瘫患者翻身准备。

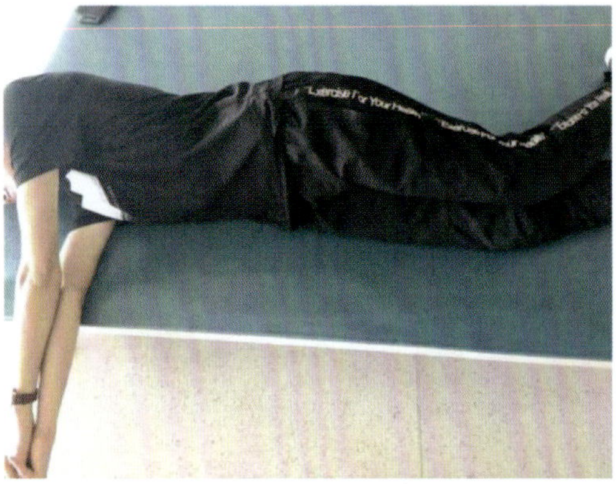

图 7-1-25 截瘫患者翻身完成。

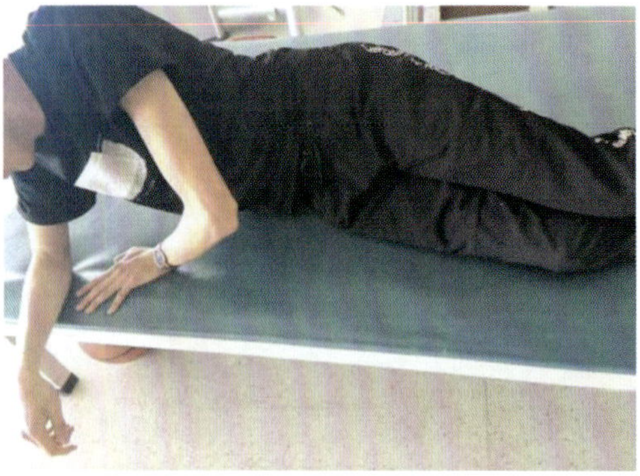

图 7-1-26 截瘫患者卧坐转移准备。

引力。另外 2 人在躯干部，扶持肩、腰、臀及双下肢，3 人同时用力，动作一致，使患者头、颈、肩、躯干整体平移后滚动翻身。翻身时动作要轻缓，翻身的同时要观察患者的面色、表情、呼吸及意识情况，询问患者的感受，切忌简单粗暴、一意孤行。如无特殊需要，侧卧位翻身时，翻身角度不必太大，以侧卧 45°~60°即可。

4.注意事项

（1）椎体不稳者注意轴向翻转。

（2）血压不稳定的患者注意监测血压。

（3）预防坠床。

十、截瘫患者卧坐转移训练

1.适应证

适用于 C7 及以下脊髓损伤的患者。

2.技术操作规范

（1）患者由仰卧向一侧翻身，具体方法见截瘫患者翻身训练技术操作规范（图 7-1-26）。

（2）躯干前倾，上肢下方由肩过渡到肘支撑，上肢上方由腕关节支撑（图 7-1-27）。

（3）上肢下方由肘支撑过渡到腕支撑，肘关节伸直。上肢下方转换至躯干另一侧支撑（图 7-1-28）。

（4）调整姿势至长坐位。

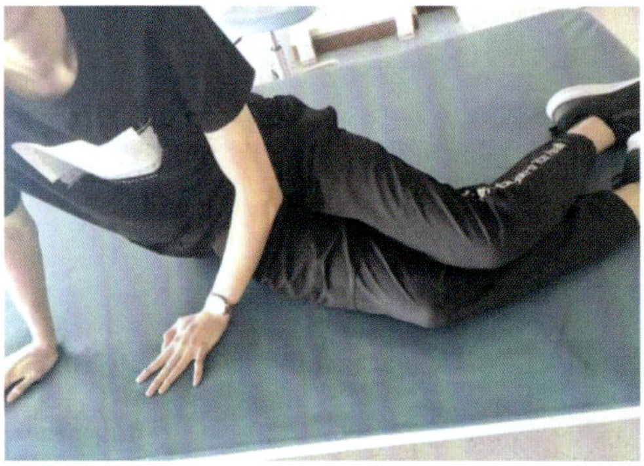

图 7-1-27 截瘫患者卧坐转移过渡动作。

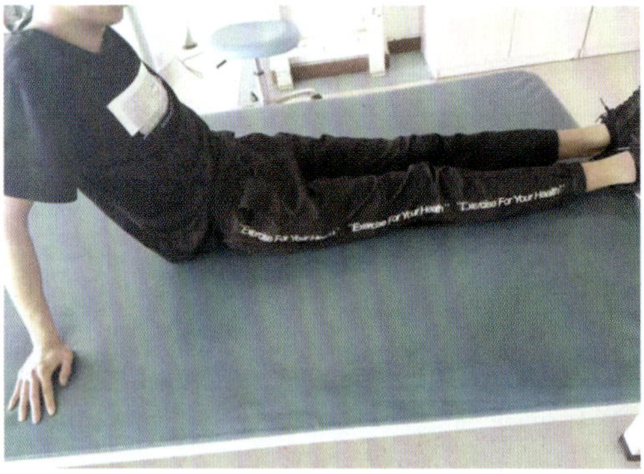

图 7-1-28 截瘫患者卧坐转移完成。

3.技术升级与改造

在长坐位基础上，患者双手交替将双下肢移至床下，调整姿势至端坐位。

4.注意事项

（1）椎体不稳定者注意轴向翻转。

（2）血压不稳定的患者注意监测血压。

（3）预防坠床。

（4）注意佩戴护腕以保护腕关节。

十一、四肢瘫患者辅助转移训练

1.适应证

适用于 C6 及以上的脊髓损伤患者。

2.技术操作规范

（1）患者坐在轮椅中，双足平放于地面上（图 7-1-29）。

（2）辅助者面向患者，采用髋膝屈曲、腰背伸直的半蹲位，用自己的双足和双膝抵住患者的双足和双膝的外侧，双手抱住患者的臀部；同时患者躯干前倾，将下颌抵在辅助者的一侧肩部，辅助者头转向另一侧（图 7-1-30）。

（3）辅助者重心后移用力将患者向上提起，呈站立位后，再向床边转动，注意控制膝关节稳定（图 7-1-31）。

（4）患者背对床后，辅助者右手仍扶住患者臀部，左手扶住肩胛骨部位以稳定躯干，同时用双膝控制住患者的膝关节，屈曲其髋关节，将其臀部轻轻放到床上。

3.技术升级与改造

可借助护理腰带提高稳定性与安全性。

4.注意事项

（1）血压不稳定的患者注意监测血压。

（2）预防跌倒、坠床。

十二、截瘫患者独立床椅转移训练

1.适应证

适用于脊髓损伤且具有伸肘功能的患者。

2.技术操作规范

（1）轮椅到床的成角转移（从右侧转移）：①患者驱动轮椅从右侧靠近床，与床呈 20°~

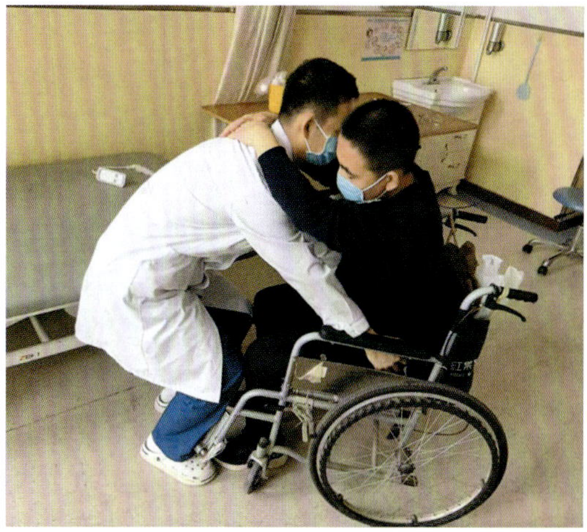

图 7-1-29　四肢瘫患者辅助转移准备。

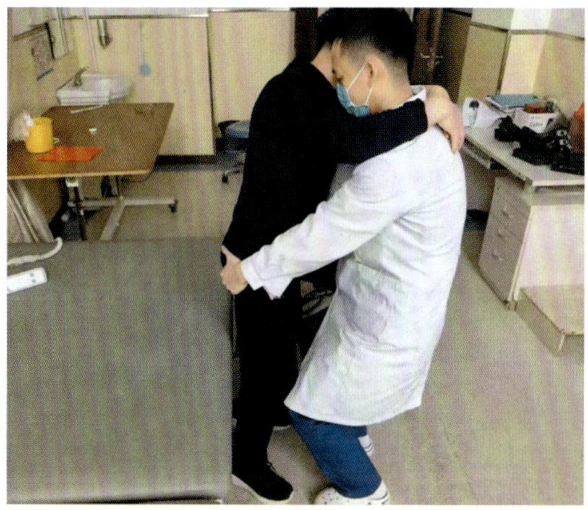

图 7-1-30　四肢瘫患者辅助转移过程。

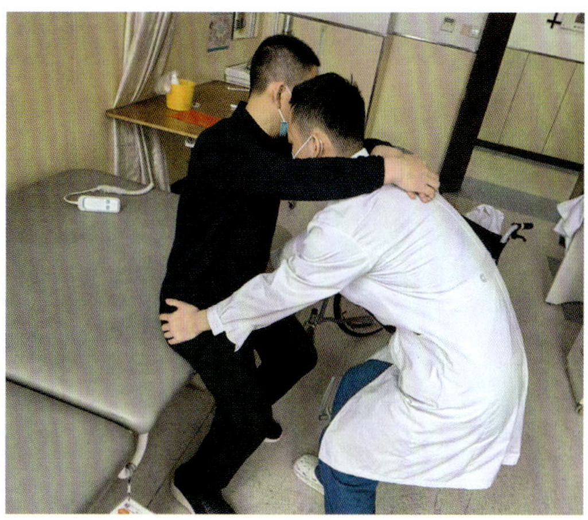

图 7-1-31　四肢瘫患者辅助转移完成。

30°角，刹住轮椅手闸，卸下近床侧扶手，移开右侧足踏板，双足平放在地面上；②患者在轮椅中先将臀部向前移动，右手支撑床面，左手支撑轮椅扶手，同时撑起臀部并向前、向右侧方移动到床上(图 7-1-32 和图 7-1-33)。

(2)床到轮椅的成角转移(从右侧转移)：①患者坐于床边，双足平放在地面上，轮椅置于患者右侧床边，与床呈 20°~30°角，刹住轮椅手闸，卸下近床侧扶手，移开近床侧足踏板；②患者右手支撑轮椅远侧扶手，左手支撑床面，同时撑起臀部并向前、向右侧方移动到轮椅上。

(3)轮椅到床的侧方转移(左侧身体靠近床)：①轮椅与床平行放置，刹住轮椅手闸，卸下近床侧扶手；②患者将双下肢抬到床上。四肢瘫患者躯干控制能力差需用右前臂勾住轮椅把手，以保持坐位平衡；将左腕置于右膝下，通过屈肘动作，将右下肢抬到床上；用同样方法将左下肢抬到床上；③躯干向床侧倾斜，将右侧下肢交叉置于左侧下肢，应用侧向支撑移动的方法，左手支撑于床上，右手支撑于轮椅扶手上，头和躯干前屈，双手支撑抬起臀部将身体移动到床上。

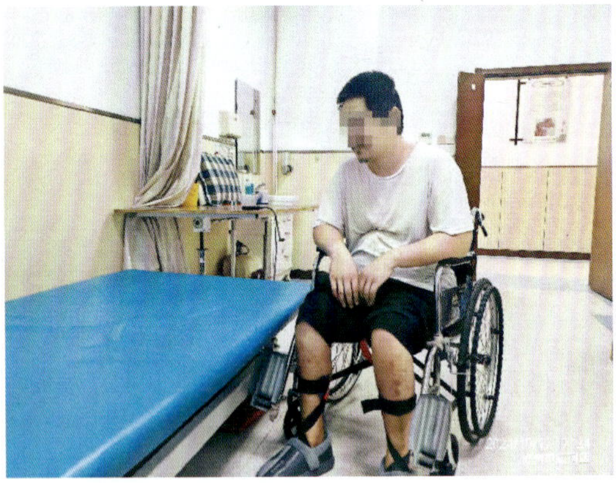

图 7-1-32 截瘫患者独立床椅转移训练准备。

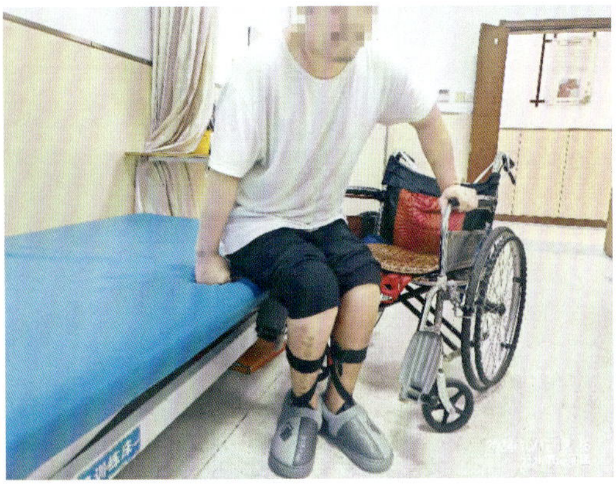

图 7-1-33 截瘫患者独立床椅转移训练完成。

若患者需用滑板进行侧方平行转移，可用如下方法：①②同上。③将滑板置于轮椅和床之间，滑板的一端放于患者臀下；患者一只手支撑于位于轮椅坐垫上的滑板一端，另一只手支撑于位于床垫上的滑板一端，抬起上半身，将臀部通过滑板移至床上；转移完毕撤去滑板。由床返回轮椅与上述顺序相反。

(4)轮椅到床的正面转移：①患者驱动轮椅正面靠近床，保持 30cm 距离，使抬下肢时有足够空间刹闸；②四肢瘫患者躯干控制能力差，需用右前臂勾住轮椅把手以保持坐位平衡；将左腕置于右膝下，通过屈肘动作，将右下肢抬到床上。用同样方法将左下肢抬到床上；③打开轮椅手闸，向前驱动轮椅紧贴床沿，再刹闸；④双手扶住轮椅扶手向上撑起身体，同时向前移动坐于床上，此过程中要保持头和躯干屈曲；⑤将身体移到床上合适位置，用上肢帮助下肢摆正，调整坐位姿势。

(5)利用滑板由轮椅向床的后方转移，此方法只适用于椅背可以拆卸或安装有拉链的轮椅：①患者驱动轮椅从后方靠近床沿，刹闸，拉下椅背上的拉链或卸下椅背；②在轮椅与床之间放置滑板，滑板的一端置于患者臀下并固定好；③患者用双手支撑于床面将身体抬起，向后移动坐于床上；④用双手将下肢抬起移至床上并摆正，调整坐位姿势，最后撤除滑板。

(6)利用上方吊环由轮椅向床的转移(左侧身体靠近床)：①患者驱动轮椅从左侧平行靠近床，刹闸，卸下近床侧扶手；②患者将双下肢抬到床上，再将左手伸入上方吊环，右手支撑于轮椅扶手；③右手用力撑起的同时，左上肢利用屈肘动作向下拉住吊环，臀部提起，将身体转移到床上。由床返回轮椅的过程与上述相反。

3.技术升级与改造

上肢功能较好者可利用床栏杆等使躯干完全向一侧翻转。

4.注意事项

(1)椎体不稳定者注意轴向翻转。

(2)血压不稳定的患者注意监测血压。

(3)预防坠床。

十三、臀大肌激活训练

1.适应证

适用于臀大肌无力的治疗。

2.技术操作规范

(1)患者取仰卧位，患侧下肢屈髋屈膝，非偏瘫侧下肢伸直，治疗师一只手握住腘绳肌近端，另一只手束住臀大肌，给予刺激(可利用口令让患者做抬臀的动作)。

(2)患者坐于可升降床上，将床升至患者膝关节以上高度，嘱患者进行坐站转移训练，当患者臀部离开床后，进行静态姿势的维持。

(3)患者取站立位，前方放置一升降床，嘱双手放置床面上，治疗师束住患者臀肌，嘱患者使用非偏瘫侧迈步(跨台阶)。

3.注意事项

(1)患者做抬臀动作时仅需抬起一侧。

(2)坐站转移过程中患者双足需并齐。

(3)迈步时需保持躯干直立位。

十四、抛球坐位平衡训练

1.适应证

坐位平衡达自动平衡级别、双上肢肌力达3级且配合治疗的患者。

2.技术操作规范

患者于床边取端坐位，抬头挺胸收腹，双足触地，距离与肩同宽，治疗师手持篮球与患者面对面而坐，进行交替抛接球训练。

(1)治疗师与患者之间距离越远，难度越大。

(2)抛球力度越大，难度越大。

(3)抛球速度越快，难度越大。

(4)球的大小越小，难度越大。

需治疗师根据患者具体情况随时调整，灵活度高。

3.技术升级与改造

初级：骨盆下垫平衡垫。

中级：骨盆与单侧足垫平衡垫。

高级：骨盆与双足分别垫平衡垫。

4.注意事项

(1)预防跌倒、坠床。

(2)血压不稳定患者注意监测血压。

(3)要求患者注意力集中。

第2节 Bobath技术操作规范

一、诱发足和足趾主动背屈技术

1.适应证

无明显踝背屈患者。

2.技术操作规范

患者取仰卧位，下肢屈曲、足支撑在床上。此时最容易刺激足背屈运动。仰卧位的下肢伸肌痉挛减轻：因为此时患者无须抗重力来维持直立姿势。患者不应过分用力将足背屈，只需将足趾稍抬起然后再放松。如果患者过分用力完成这一运动，拮抗肌的张力将会增加，从而使预期的运动不能完成，或者引起足内翻。先用健足示范该活动，有助于患者正确地完成这一运动(图 7-2-1)。

在开始运动前，要抑制拮抗肌的高张力，治疗师在踝关节的前方握住患者的足并向下压在床上，然后通过从内收到外展活动患者的下肢，即通过下肢近端的活动使足外翻。该运动可以解除因用力而引起的足内翻，并放松足固有肌。然后，治疗师用虎口下压踝关节，同时用另一只手将患者的足和足趾提至充分背屈并外翻。当足对被动运动无抵抗时，治疗师刺激足背屈，同时使患者主动参与。治疗师应寻找一种能诱导正常背屈模式而无内翻的刺激方法，如用冰刺激足的外侧缘，让患者同时抬起足趾(图 7-2-2)。

二、足部绷带固定技术

1.适应证

行走时足内翻或足下垂患者。

2.禁忌证

骨折、肿胀、外伤患者。

3.技术操作规范

患者端坐位于床边，患足抬高，绷带从足中部外侧向内侧缠绕，固定一圈，从外侧向内踝缠绕(一定绷紧)一圈，在斜下方绕足内侧向外侧缠绕类似于“八字”形，从内踝绕至外踝，绷带一端从足部缠绕的绷带下穿过，在围绕内外踝缠绕 1~2 圈，直线缠绕足前部在斜上方缠绕内外踝一圈，然后重复上述动作。最后固定绷带。

三、足跟离地滞空训练

1.患者体位

站立位。

2.治疗师位置

患者取站立位，治疗师立于患者患侧，以消除患者对摔倒的担忧，增强患者信心。

此训练主要练习患者膝关节与踝关节的控制和使用能力，以及重心的转移能力。

3.技术操作规范

(1)患侧足跟离地滞空训练：患者在站立位下，治疗师口令指示患者健侧下肢向前迈出一步(约 20cm)，患侧膝关节屈曲，足跟抬起，重心转移到健侧下肢。

注意：患者双侧膝关节与足跟均需要调正，方向向前。健侧膝关节微屈 10°。

(2)健侧足跟离地滞空训练：患者在站立位下，治疗师口令指示患者患侧下肢向前迈出一步(约 20cm)，健侧膝关节屈曲，足跟抬起约 10cm，重心转移到患侧下肢。

注意：患者双侧膝关节与足跟均需要调

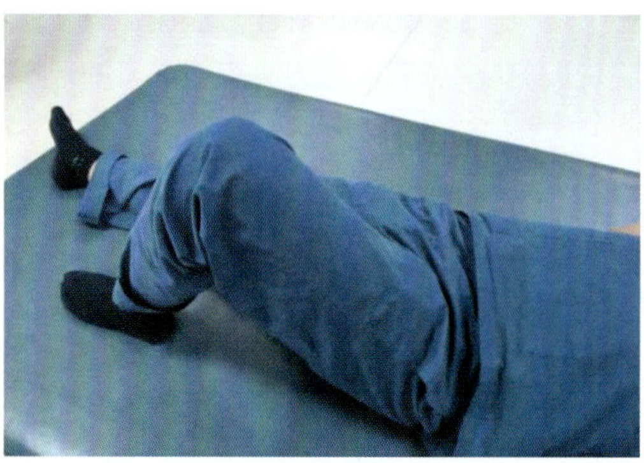

图 7-2-1 健足示范足背屈。

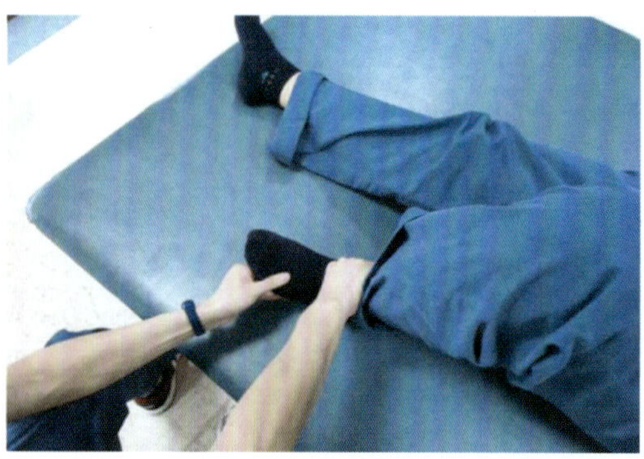

图 7-2-2 治疗师刺激足背屈。

正，方向向前。患侧膝关节微屈 10°。健侧足跟离地滞空训练更加考验患者的重心转移能力，治疗师应加强对患者的保护。

四、维持–放松

1.特点

肌肉在合适体位进行等长收缩，关节不产生运动。

2.适应证

（1）改善由于疼痛引起的关节活动范围受限（关节受限）。

（2）肌肉在疼痛点处可获得充分的放松（缓解肌肉疼痛）。

（3）等张收缩太强以至于难以控制（协调障碍）。

3.技术操作规范

（1）将患者的肢体被动置于活动度末端，做主动肌的等长抗阻收缩，保持 6~10 秒，然后放松 3~5 秒。

（2）再进行主动或被动的肢体活动。

（3）可做主动肌的等张收缩。

4.举例

以髂腰肌为例：患者取仰卧位，活动侧下肢屈膝置于床边，膝关节以下保持屈曲，在膝关节处给予向下的阻力，嘱患者屈曲髋关节，让髂腰肌进行等长收缩，维持 6~10秒，重复 5~10 组。

五、收缩–放松

1.特点

患者肌肉进行等张收缩，产生关节运动。

2.适应证

（1）增加无痛范围的关节活动度。

（2）获得肌肉放松。

（3）可牵伸僵硬的肌肉、肌腱，使之易于活动。

（4）关节周围肌肉痉挛的患者。

3.技术操作规范

（1）先做拮抗肌的等张收缩、松弛，然后由治疗师被动地将肢体放置到关节活动末端位置。

（2）反复多次后，再做主动肌的等张收缩。

4.举例

以髂腰肌为例：患者取仰卧位，先进行臀大肌的放松和收缩，重复 5 组；然后将患侧下肢屈膝置于床边，膝关节以下保持屈曲，在膝关节处给予向下的阻力，嘱患者屈曲髋关节，让髂腰肌进行等张收缩，产生髋关节屈曲运动，将足抬起至床平面，维持该向下阻力，嘱患者进行抵抗阻力的伸髋动作。该动作需缓慢进行，重复 5~10 组。

六、骨盆“时钟运动”

1.适应证

主要适用于核心肌群肌力缺失或异常，步行时骨盆控制异常的患者。

2.技术操作规范

将骨盆想象成一个时钟，做顺时针运动。为了让患者更好地理解时钟运动以降低训练难度，将时钟运动分解为骨盆前倾、后倾、对角线运动 3 个动作，整个训练过程分为 4 个阶段。

（1）第 1 阶段——骨盆前倾：患者取仰卧位屈髋屈膝，双足分开与肩同宽置于床面，将骨盆用悬吊带吊起。治疗师位于患者右侧，双手掌根部置于髂前上棘，四指朝向耻骨，大拇指相对在肚脐周围，令患者跟随治疗师双手运动方向做出骨盆前倾的动作。熟练后放开双手，令患者自主完成直至可以独立做出规范的骨盆前倾动作。

（2）第 2 阶段——骨盆后倾：患者和治疗师体位同上，令患者跟随治疗师双手运动方向做出骨盆后倾的动作。熟练后放开双手,令患者自主完成直至可以独立做出规范的骨盆后倾动作。

(3)第 3 阶段——对角线运动:患者体位同上,治疗师位于患者右侧,左手掌根置于患者右侧髂前上棘,四指朝向耻骨,右手置于患者左侧股骨大转子处。令患者跟随治疗师双手右侧腰部垂直向下同时左侧臀部垂直向上做出骨盆的对角线运动。该动作熟练后训练相反方向的对角线运动,即治疗师右手掌根置于患者左侧髂前上棘,四指朝向耻骨,左手置于患者右侧股骨大转子处,令患者跟随治疗师双手左侧腰部垂直向下同时右侧臀部垂直向上做出骨盆的对角线运动。熟练后放开双手,令患者自主完成直至可以独立做出规范的骨盆对角线动作。

(4)第 4 阶段——整合形成时钟运动:将骨盆描绘成一个时钟,肚脐为 12 点钟,膀胱为 6 点钟,左髂前上棘为 9 点钟,右髂前上棘为 3 点钟。治疗师按照 9–12–3–6–9 的顺序引导患者做骨盆的顺时针运动,速度应尽量缓慢,使患者保持思路清晰,跟随治疗师的指引做出正确规范的动作。

3.技术升级与改造

初级:骨盆用悬吊带吊起。

中级:骨盆下垫平衡垫。

高级:无任何辅助。

4.注意事项

训练时嘱患者肩颈放松,躯干和下肢切勿过度用力,第 3 阶段训练骨盆对角线运动时注意运动方向,切勿呈水平方向上下扭动,强调对角线垂直。整个训练过程中速度要缓慢,使患者保持思路清晰。

七、骨盆前倾训练

1.适应证

骨盆后倾、坐位平衡达二级且能配合治疗的患者。

2.技术操作规范

患者于治疗床边取端坐位,臀部下垫平衡垫,嘱患者做骨盆前倾动作。治疗师可用双手拇指控制髂后上棘,余四指控制髂前上棘,辅助患者做出正确动作(图 7–2–3)。

3.技术升级与改造

初级:四点跪位下做骨盆前倾动作。

中级:站立位下做骨盆前倾动作。

高级:步行过程中做骨盆前倾动作。

4.注意事项

(1)注意患者动作标准程度。

(2)血压不稳定的患者注意监测血压。

(3)预防跌倒、坠床。

八、中枢关键点(骨盆)的促通

1.适应证

适用于偏瘫患者。

2.技术操作规范

首先应形成稳定的骨盆作为支撑面。治疗师在患者后方,用额部轻轻接触向后方突出的下部胸椎作为参照点,然后,治疗师从双侧的骶髂关节上部用大拇指激活多裂肌,以向上推动椎间关节的感觉促进伸展运动。

将椎间关节从下向上逐节直立,等待患者做出伸展运动的反应,通过骨盆反复小范围的前后倾运动逐渐改善多裂肌的灵敏度,

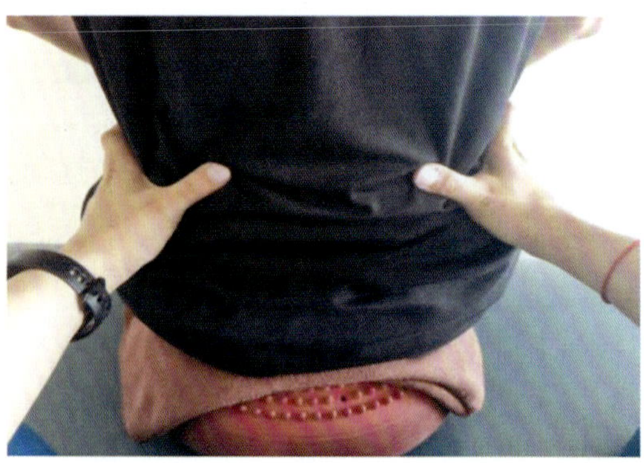

图 7–2–3　治疗师辅助骨盆前倾训练。

提高脑桥网状脊髓束系统对下部躯干的核心控制。通过提高垂直运动方向的速度来统合前庭系统的刺激,以增强抗重力伸展运动。

3.注意事项

(1)骨盆需一直保持稳定的支撑面。

(2)要求患者全程注意力集中,充分配合治疗师完成每个步骤。

(3)对于髋关节存在外旋的患者,先予以口头提示,无法控制者可给予辅助。

九、内收肌的松动

1.适应证

适用于偏瘫、可以配合治疗师指令、内收肌张力升高的患者。

2.技术操作规范

患者取仰卧位, 膝关节屈曲至最大角度,双下肢分开,进而通过髋外旋确定哪一侧内收肌紧张。

随后,给予患者仰卧位体位摆放,具体操作见下文"仰卧位体位摆放"。

最后,患者保持摆放后姿势,将患侧下肢置于体位垫外,同样让膝关节屈曲至最大角度,治疗师双手置于内收肌肌腹处,做髋关节内旋动作(借助躯干力量),并向髋关节方向挤压,再将髋关节外旋,双手内旋向下牵拉,一只手固定,一只手运动,往复10次。每次动作需超过5秒。

3.注意事项

(1)髂胫束过度紧张的患者可先对髂胫束给予适当处理,以减少干扰因素。

(2)要求治疗师控制速度,尽量将每个动作的速度放慢。

十、股直肌的松动

1.适应证

适用于偏瘫、可以配合治疗师指令、股直肌张力升高的患者。

2.技术操作规范

首先,给予患者仰卧位体位摆放,具体操作见下文"仰卧位体位摆放"。

然后,患者保持摆放后姿势,将患侧下肢悬空于体位垫外,治疗师双手置于股直肌肌腹处,借助膝关节,抵住患侧足,控制患侧下肢,先将患侧下肢屈髋屈膝并使髋关节轻度内旋,股直肌朝向心方向挤压,再将下肢伸展,双手内旋向下牵拉,一只手固定,一只手运动,往复10次。每次动作需超过5秒。

3.注意事项

(1)注意运动过程中髋关节需要内旋。

(2)要求治疗师控制速度,尽量将每个动作的速度放慢。

十一、腘绳肌的松动

1.适应证

适用于偏瘫、可以配合治疗师指令、腘绳肌张力升高的患者。

2.技术操作规范

患侧侧卧,下肢髋、膝关节屈曲90°,枕头斜放,以让头部完全放松,下侧肩胛带稍向前,肩能充分外旋;髋关节处置于稳定位(稍向后倾斜),髂前上棘处放置毛巾卷,患者身后放置毛巾卷(一端位于髂前上棘处,另一端位于腋窝以下部位),以防止躯干向后倾倒;身前同样放置毛巾卷(一端位于髂前上棘处,另一端位于腋窝以下部位),以防止躯干前倾。

患者健侧侧卧位,将患侧下肢足部悬空于治疗床外,治疗师一只手置于靠近股二头肌肌腹起点端,另一只手置于股二头肌肌腹止点端, 先将股二头肌朝向心方向挤压,再利用旋转技术将股二头肌向离心方向拉长旋转,往复15次。然后嘱患者足尖向地面方向运动20次。

十二、足底肌膜松解

1.适应证

存在足内翻、足下垂、足底感觉障碍、足部张力高的患者。

2.技术操作规范

患者取仰卧位，非偏瘫侧足使用毛巾束缚，增加感觉输入，偏瘫侧下肢呈正中位摆放，避免髋关节和膝关节的外旋，治疗师捏住患者各个趾骨间的肌肉进行横向牵伸松解，增加骨间肌的横向面积，每组肌肉松解15次，每次进行3组治疗。足底筋膜的松解刺激利用筋膜松解手法，患者足底涂上润滑油，一只手握拳，利用掌指关节背侧面贴住足底足趾处，从足的远端向近端进行筋膜松解（能进行踝部运动的患者在治疗时嘱其进行踝关节跖屈和背伸运动），每次治疗维持10分钟。

十三、偏瘫患者下肢推进力

1.适应证

偏瘫侧支撑相末期功能减退患者。

2.技术操作规范

（1）立位足跟抬离地面。

1）体位：患者取站立位，双上肢滞空上抬，治疗师站在患者的患侧，可将一只手置于患者患侧上臂，帮助患者患肢上抬，另一只手置于患者患侧肩胛骨，帮助上提肩胛带。

2）治疗：患者双下肢伸展，反复上抬足跟，注意防止腰椎的过度伸展代偿。

（2）前后足的肢位下治疗偏瘫患者偏瘫侧下肢推进力不足。

1）体位：患者取站立位，健侧足在前置于5cm的薄板上，患足在后，治疗师一只手放在患侧腹部，另一只手帮助患者保持平衡。

2）治疗：患足跖屈蹬地向前上方推进身体，治疗师轻压患者患侧腹部，反复进行髂腰肌、股四头肌、小腿三头肌的离心收缩和向心收缩。

十四、膝关节控制训练

1.适应证

步行时患肢站立出现膝过度伸展现象的脑卒中患者。

2.技术操作规范

（1）床上膝关节控制练习：患者取仰卧位，健侧下肢伸展，患侧足紧贴床面，做膝关节的屈曲和伸展运动。治疗师在抗阻的情况下，使股四头肌做0°~15°的屈伸；股四头肌、腘绳肌、半膜肌、半腱肌（内旋肌）和股二头肌（外旋肌）交替节律性抗阻等长收缩，持续时间10秒/次。增加膝关节主动活动的范围。练习过程中注重抑制髋代偿的下肢伸肌和屈肌的共同运动模式。

（2）患侧负重下膝关节控制练习：患者取站位，健侧肢体放在台阶上，患侧肢体负重，让患侧膝关节做屈伸活动，在屈曲15°左右时停止，保持5~8秒，然后做伸直动作使其保持在5°屈曲状态。注意重心放在患侧下肢，避免重心前倾，适当给予辅助以预防膝关节控制不佳。

（3）重心转移时膝关节控制练习：站立位，患肢在前，重心充分转移到患肢，在重心转移过程中膝关节由屈曲位到自然伸展，练习重心前后转移时膝关节的控制，避免膝过伸发生。

（4）上斜坡练习：20°斜坡站立训练10分钟；之后在斜坡上行患侧下肢膝关节屈曲0°~15°支撑，健侧下肢前后迈步训练，10次/组，每组之间休息1分钟，共3组；两足前后间距均>10cm，持续10分钟。

十五、选择性股内侧肌训练

1.适应证

适用于偏瘫、存在膝过伸的患者。要求可以独立步行10分钟以上，下肢改良Ashworth 痉挛评定≤2 级，并且可以理解治疗师的要求、服从治疗师的指令、充分配合的患者。

2.技术操作规范

（1）仰卧位，患肢外旋，勾足尖，胫前负重物，在控制髋关节不进行协同运动的情况下让患者进行屈伸训练，训练时膝关节不能离开床面。

（2）仰卧位，患肢腘窝后放一斜垫，使膝关节屈曲 5°左右，听医生口令伸直，并保持 10 秒，然后缓慢放于床面。

（3）面对镜子，双下肢分开，双下肢外旋 45°，先缓慢下蹲，然后缓慢站直（提示患者站立时，重心保持在正中线附近，尤其避免站直时重心偏向健侧及膝关节锁定），并且让患者不断根据镜子中的反馈，纠正动作直至触发正确的动作。

3.注意事项

（1）全过程在无痛的条件下进行，出现疼痛，应立即调整。

（2）要求患者熟练掌握动作要领，姿势标准。

（3）要求患者全程注意力集中，控制速度，尽量将每个动作的速度放慢。

十六、高坐位下站立之腘绳肌促通下站立

1.适应证

适用于偏瘫、坐站转移存在困难的患者。

2.技术操作规范

床高度在患者髋关节两个手掌距离下，患者两足与两肩同宽，双足对齐，躯干略前倾，双手自然下垂。治疗师双臂置于患者下肢，依据身体运动促进患者的站立，双手置于腘绳肌近端，挤压、内旋，同时向足跟方向牵拉，当患者臀部缓慢抬起后，向上挤压，使患者站起。

3.注意事项

（1）预防跌倒、摔伤。

（2）血压不稳定的患者应关注血压情况。血压维持在 110~150mmHg/70~95mmHg。

（3）对于髋关节存在外旋的患者，先予以口头提示，无法控制者可在刺激股四头肌的同时给予辅助。

（4）要求患者全程注意力集中，充分配合治疗师完成每个步骤。

十七、高坐位下站立之手促通下站立

1.适应证

适用于偏瘫、坐站转移存在困难的患者。

2.技术操作规范

床高度在患者髋关节两个手掌距离下，患者两足与两肩同宽，双足对齐，躯干略前倾。治疗师的手置于患者手部，拇指在虎口，示指在手腕处，向下用力并使前臂旋前，使患者站起，站起后前臂旋后。

3.注意事项

（1）预防跌倒、摔伤。

（2）血压不稳定的患者应关注血压情况。血压维持在 110~150mmHg/70~95mmHg。

（3）对于髋关节存在外旋的患者，先予以口头提示，无法控制者可在刺激股四头肌的同时给予辅助。

（4）要求患者全程注意力集中，充分配合治疗师完成每个步骤。

（5）对于肩关节存在半脱位的患者应保护好肩关节。

十八、高坐位下站立之股四头肌促通下站立

1.适应证

适用于偏瘫、坐站转移存在困难的患者。

2.技术操作规范

床高度在患者髋关节两个手掌距离下，

患者两足与两肩同宽，双足对齐，躯干略前倾，双手自然下垂。治疗师双手置于患者股四头肌处，挤压、内旋，并向足跟方向牵拉，再做向上的挤压使患者站起。

3.注意事项

（1）预防跌倒、摔伤。

（2）血压不稳定的患者应关注血压情况。血压维持在 110~150mmHg/70~95mmHg。

（3）对于髋关节存在外旋的患者，先予以口头提示，无法控制者可在刺激股四头肌的同时给予辅助。

（4）要求患者全程注意力集中，充分配合治疗师完成每个步骤。

十九、墙角站立训练

1.适应证

适用于偏瘫、患侧下肢肌力不足以维持站位的患者。

2.技术操作规范

患者站于墙角中间，背部置一泡沫轴，由骶骨到肩胛骨，稳定骨盆，并使患者躯干充分伸展。足部在髋关节前一足处，双足分开，患者髋关节处于内旋内收的状态下，治疗师双下肢夹住患者的下肢，双手置于股四头肌向下做挤压、内旋，促通患者屈膝，置于腘绳肌向上做挤压、内旋，促通患者伸膝。

3.注意事项

（1）背部需要全程维持伸展状态。

（2）要求患者全程注意力集中，充分配合治疗师完成每个步骤。

（3）对于早期及血压不稳定的患者，应关注血压情况。血压维持在 110~150mmHg/70~95mmHg。

二十、托马斯实验

1.适应证

适用于偏瘫、可以配合治疗师指令的患者。

2.技术操作规范

患者取仰卧位，治疗师将一只手放在患者腰部，掌心向上（屈运动侧髋关节 60°~90°，可减少脊柱前突畸形）。运动侧髋、膝关节尽量屈曲，使下肢贴着躯干，双手抱住膝关节，并使腰部贴于床面。观察患者静止后另一侧的状态，若伸膝，说明股直肌短缩；若屈髋，说明髂腰肌短缩；若同时出现，则两者都有可能。

3.注意事项

（1）足不能放置于地面。

（2）腘窝要离床面 1~2 手掌的距离。

二十一、摆动相分解训练

1.适应证

适用于偏瘫、可在监护下完成步行的患者。

2.技术操作规范

（1）支撑相末期，膝关节屈曲为摆动相做准备，后足尖离地，摆动相开始。

（2）摆动相初期，髋关节和膝关节进行屈曲，踝关节开始背屈。

（3）摆动相初期至中期，髋关节屈曲，膝关节伸展，踝关节在摆动相中期背屈幅度达到最大。

（4）摆动相后期，膝关节伸直，躯干前移，足跟触地，结束摆动相。

3.注意事项

（1）限制患者健侧上肢的过度参与。

（2）尽量减少下肢的长度以保证摆动相时的廓清效果。

（3）对于存在足内翻的患者，可给予绷带固定。

（4）要求患者全程注意力集中，充分配合治疗师完成每个步骤。

二十二、支撑相分解训练

1.适应证

适用于偏瘫、可在监护下完成步行、伸髋肌具有充分离心收缩控制能力的患者。

2.技术操作规范

(1)足跟首次触地,膝关节轻微屈曲。

(2)髋关节内收和足外翻(骨盆向侧方移动),使躯干向侧方移位,重心转移到支撑足的上方附近。

(3)髋关节伸展加踝关节背伸使竖直的躯干从支撑足的后方移到前方。

(4)最后,踝关节快速趾屈进一步推动身体前移,足尖离地,结束支撑相。

3.注意事项

(1)限制患者健侧上肢的过度参与。

(2)髋关节伸展时,注意防止膝过伸。

(3)对于存在足内翻的患者,可给予绷带固定。

(4)要求患者全程注意力集中,充分配合治疗师完成每个步骤。

二十三、侧卧位体位摆放

1.适应证

适用于偏瘫、可以配合治疗师指令的患者。

2.技术操作规范

患侧侧卧,下肢髋、膝关节屈曲90°,枕头斜放,头部呈对角线,以让头部完全放松,枕头要使上侧肩部肌肉充分放松,若过低会对下部肩关节造成过大压力,下侧肩胛带稍向前,使肩部能充分外旋;髋关节处置于稳定位(稍向后倾斜),髂前上棘处放置毛巾卷,患者身后放置毛巾卷(一端位于髂前上棘处,另一端位于腋窝以下部位),以防止躯干向后倾倒;身前同样放置毛巾卷(一端位于髂前上棘处,另一端位于腋窝以下部位),以防止躯干前倾(图7-2-4)。

3.注意事项

(1)横放毛巾卷置于肋弓与骨盆之间。

(2)足和膝要在一条直线上,并且低于髋关节。

(3)向后方旋转骨盆,避免压迫大转子。

二十四、仰卧位体位摆放

1.适应证

适用于偏瘫、可以配合治疗师指令的患者。

2.技术操作规范

患者仰卧,头部垫枕头,保持面部朝向正上方,肩胛处垫三角形毛巾,以保证双肩处于完全放松状态,上肢无内旋(如前臂有

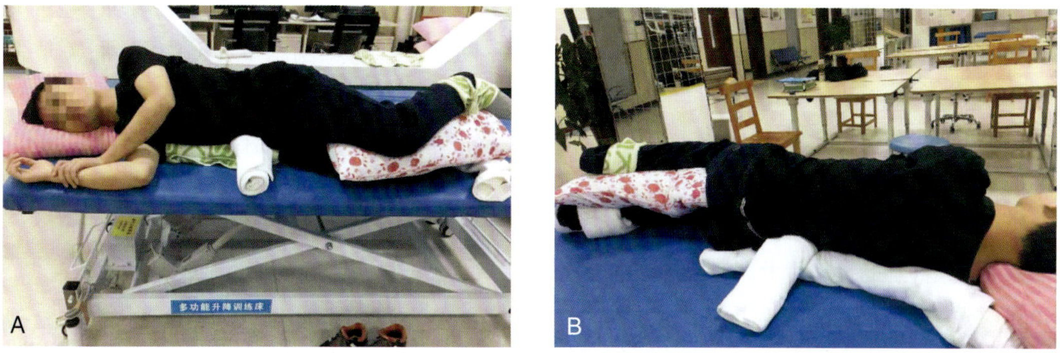

图7-2-4 侧卧位体位摆放。(A)体前毛巾卷摆放。(B)体后毛巾卷摆放。

内旋，在拇指处需进行毛巾缠绕，以达到外旋目的），患者尾骨处垫毛巾卷，以达到患者腰椎处完全贴合床面，放松躯干肌群，下肢呈屈髋屈膝状，将小腿置于一软垫上，将小腿垫于正中位（注意膝关节与软垫接触处无挤压），用毛巾缠绕足部，防止足的外旋、外翻。

3.注意事项

（1）体位垫与腘窝之间应保持适当距离，防止卡压。

（2）对于髋关节存在轻度外旋患者，可在腘窝处给予一毛巾卷，帮助控制外旋。

（3）对于外旋较重的患者，可以用弹力绷带缠绕膝关节上方。

二十五、偏瘫患者肩关节疼痛

1.适应证

偏瘫后肩关节疼痛。

2.技术操作规范

（1）肩胛骨被动活动

1）体位：患者健侧取卧位背对治疗师，头下垫枕头（高度要求头处于中立位）。治疗师一只手置于患侧肩胛下角，另一只手置于患侧肩峰，使患侧上肢自然放于治疗师的上臂。

2）治疗：治疗师辅助患者做患侧肩胛骨的上提、外回旋、下降、内回旋。

（2）侧卧位肩胛带松解，包括上斜方肌、背阔肌及菱形肌。

1）体位：患者取健侧卧位背对治疗师，头下垫枕头（高度要求头处于中立位）。

2）菱形肌松解：①治疗师一只手手掌置于患侧肱骨头处，肘部固定患侧躯干；②另一只手手指屈曲，固定于肩胛骨的内侧缘；③斜对角线向骶骨方向做挤压，固定手在肩胛骨内侧缘，由上向下配合挤压动作。

3）背阔肌松解：①治疗师置于患侧肱骨头处的手变化位置到患侧上臂中部；②另一只手虎口置于背阔肌与肱骨交界处；③斜对角线向骶骨方向做挤压。

4）斜方肌上部松解：①治疗师置于背阔肌处的手变化位置到斜方肌上部；②向上做挤压动作。

（3）肩关节关节松解术

1）分离牵引

患者体位：仰卧位，上肢处于休息位，肩外展约50°，前臂中立位。

治疗师位置及操作手法：治疗师站在患者躯干及外展上肢之间，外侧手托住上臂远端及肘部，内侧手四指放在腋窝下肱骨头内侧，拇指放在腋前。内侧手向外侧持续推肱骨约10秒钟，然后放松，操作中要保持分离牵引力与关节盂的治疗平面相垂直。

2）前后向滑动

患者体位：仰卧位，上肢处于休息位，肩外展约50°，前臂中立位。

治疗师位置及操作手法：治疗师站在患侧肩关节的外侧，上方手的手掌放在肱骨头上，下方手放在肱骨远端内侧，稍将肱骨托起，上方手将肱骨的近端由前向后推动。如果关节疼痛明显（如急性期），治疗可以将双手手指放在头肱骨上，由前向后推动肱骨头。

（4）侧卧位下前锯肌力量训练

1）体位：患者取健侧卧位面向治疗师。

2）治疗师一只手置于患侧肩胛骨处，另一只手手掌与患侧手掌相对，保持肘关节伸直位，肩关节前屈90°位。

3）在患侧手掌处给予向肩关节方向的阻力，嘱患者用手推治疗师的手掌，治疗师通过躯干控制患者躯干的代偿。

（5）站位或坐位下肩胛带的松解

1）体位：若患者具有站位平衡则在站位下训练，若无则取坐位训练，保持肩关节屈曲90°位（若患者屈曲90°位既往存在疼痛，可适当降低高度至无疼痛的位置)。

2)治疗师位于患者患侧,一只手置于胸大肌处,将胸大肌尽可能包含在手掌内;另一只手虎口置于肩胛下角。

3)治疗师将胸大肌向上挤压固定,辅助肩胛骨做上提、外回旋、下降、内回旋动作。

(6)前锯肌激活

1)体位:同上。

2)治疗师位于患者后方,一只手手掌置于肩关节后部,肘部固定上部躯干。

3)治疗师另一只手通过小鱼际肌,斜向下叩击患者肩胛骨下角。

二十六、高床起站训练

1.适应证

适用于偏瘫、可独立维持二级及以上坐位平衡、可在辅助下站立超过 3 分钟,并且可以配合治疗师指令的患者。

2.技术操作规范

床的高度在患者髋关节两个手掌距离下(后续逐渐降低),双足与两肩同宽,双足对齐,对于髋关节存在外旋的患者,先予以口头提示,无法控制者可在刺激股四头肌的同时给予辅助。患者充分站起后,两足仍与两肩同宽,双足对齐,双侧膝关节伸直,但注意不要过伸。躯干充分伸展,挺胸抬头,收腹提臀。

动作开始,患者首先将躯干前倾(腹直肌向心收缩、竖脊肌离心收缩。此过程中,治疗师的主要作用是指导患者调整躯干前倾角度)。然后,在患者站起的过程中,治疗师一只手给予股四头肌的促通,另一只手给予臀大肌的促通,辅助患者完成坐站转移(此过程股四头肌和臀大肌向心收缩,腘绳肌离心收缩)。坐下时要求患者尽量放慢速度,治疗师一只手给予股四头肌的刺激,另一只手给予臀大肌的刺激,辅助患者完成坐站转移(此过程股四头肌缓慢离心收缩,腘绳肌向心收缩)。

3.技术升级与改造

对于部分患侧腘绳肌张力较高的患者,可对动作进行改造。具体如下:

床的高度在患者髋关节两个手掌距离下,治疗师双臂在下肢,依靠身体促进患者站立,双手置于腘绳肌近端处,挤压内旋,同时向足跟方向牵拉,当患者缓慢站起时,再向上挤压,使患者充分站起,坐下时也是同样做内旋向足跟方向牵拉,再向上挤压坐下。

4.注意事项

(1)预防跌倒、摔伤。

(2)血压不稳定的患者应关注血压情况。血压维持在 110~150mmHg/70~95mmHg。

(3)对于髋关节存在外旋的患者,先予以口头提示,无法控制者可在刺激股四头肌的同时给予辅助。

(4)要求患者全程注意力集中,控制速度,充分完成每个步骤。

二十七、床边行走训练

1.适应证

适用于偏瘫、可独立维持二级及以上站位平衡、行走过程中向健侧转移困难,并且可以配合治疗师指令的患者。

2.技术操作规范

床的高度与患者股骨大转子持平,患者身体向健侧倾斜,健侧手支撑于床上,使患者重心充分偏向健侧, 两足与两肩同宽,健侧下肢在前,患侧下肢在后,双侧膝关节伸直,但注意不要过伸。躯干充分伸展,挺胸抬头,收腹提臀。

动作开始,患者首先在治疗师的辅助下,完成患侧的膝关节触地,并将足跟抬起(小腿三头肌向心收缩。此过程中,治疗师的主要作用是刺激小腿三头肌,帮助患者完成动作）。然后，患者在治疗师的辅助下完成患侧摆动相的运动，足跟先触地（此过程治疗师一只手位于患者腘窝，另一只手位于患足外侧缘，辅助患者标准地完成动作）。随后患者全足触地，治疗师将患者重心移动到患侧下肢（治疗师一只手握住臀大肌，另一只手握住股四头肌，帮助患者维持患侧下肢的支撑，并控制重心始终位于患侧）。患者健侧完成迈步过程（此过程治疗师口头提示患者做标准动作）。往复循环。

3.技术升级与改造

对于部分足内翻较为严重和（或）足下垂较为严重的患者，可对动作进行改造，具体如下：

动作开始前给予患侧足绷带缠绕，帮助控制足踝稳定性。

4.注意事项

（1）预防跌倒、摔伤。

（2）血压不稳定的患者应关注血压情况。血压维持在 110~150mmHg/70~95mmHg。

（3）要求患者全程维持躯干的伸展，挺胸抬头，收腹提臀。

（4）要求患者全程注意力集中，控制速度，充分完成重心的每次转移及每个摆动相。

参考文献

[1]白岚月，张淑江.PNF 在脑卒中康复治疗中的应用进展[J].四川医学，2013，34（11）：1782-1783.

[2]毛玲娣.核心肌群控制训练对脑卒中患者步行的改善[J].中国实用医药，2016，11（07）：281-282.

第3节 中枢整合技术操作规范

一、倾斜综合征坐位平衡训练

1.适应证

倾斜综合征导致不能独立坐位的患者。

2.技术操作规范

（1）头控练习：患者取健侧卧位于治疗床上，治疗师坐于患者患侧。恢复头部运动：使头部从侧屈以及转向健侧的固定位中松解。尤其要保持或恢复无阻力地向偏瘫侧屈曲；治疗师用手掌向侧面移动患者的头部，另一只手同时下压肩带，并且口令输入让患侧侧头。

（2）核心肌群训练：患者取仰卧位，治疗师坐于患者健侧以刺激低张力的躯干侧屈肌活动，练习患者由患侧向健侧翻身（治疗师一只手控制患者患侧手及腕部，另一只手控制患者患侧肩胛带，诱导肩胛带前屈完成翻身动作，并口令输入让患者一起完成翻身）。练习由患侧卧位向坐位转移，患者取患侧卧位，患侧肩前屈 80°~90°，双足置于床沿，治疗师一只手控制患者患侧肘关节，另一只手控制肩胛带，辅助患者完成卧起，并且口令输入让患者一起完成该动作（图 7-3-1 和图 7-3-2）。

（3）侧身肘支撑练习：患者取坐位坐于治疗床上，治疗师在患者健侧，帮助患者向健侧倾斜，使患者肘关节支撑于床上，保持 30 秒，然后缓慢让患者起身，以此循环进行 5 次（图 7-3-3）。

（4）任务导向性训练：要求患者在姿势矫正镜前纠正坐姿，坐位时健侧肩部倚靠垂直物体（如墙、门框等），健侧上肢向外、向上伸展并练习取物动作。上述训练每天持续45分钟，每周训练 5 天（图 7-3-4）。

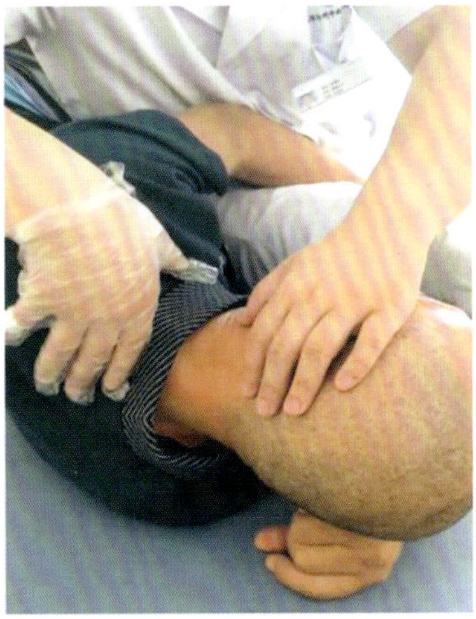

图 7-3-1　由患侧向健侧翻身训练。

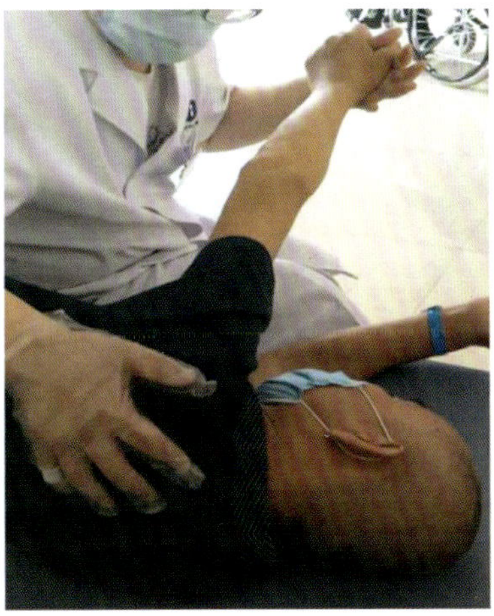

图 7-3-2　由患侧卧位向坐位转移训练。

二、倾斜综合征坐站转移训练

1.适应证

倾斜综合征患者坐站转移不能。

2.技术操作规范

患者坐在升降床上，床高 80cm，患者用健侧肘关节支撑于床上，治疗师在患侧给予保护，然后让患者进行起站，如患者不能站起，则升高床高度，如能站起，则逐渐降低床高度。或者在患者健侧放一桌子，让患者在扶持下进行起站。

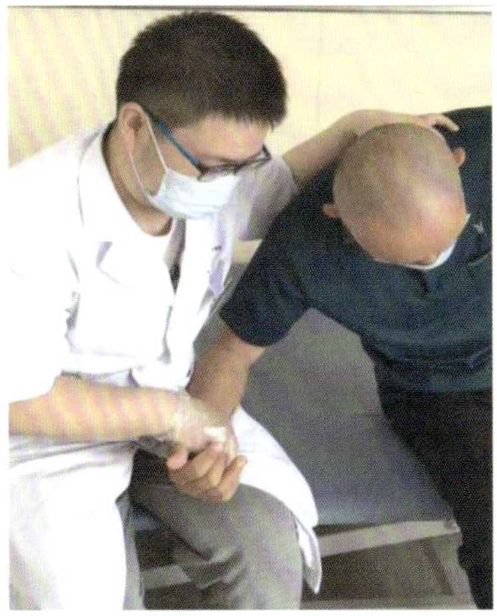

图 7-3-3　侧身肘支撑训练。

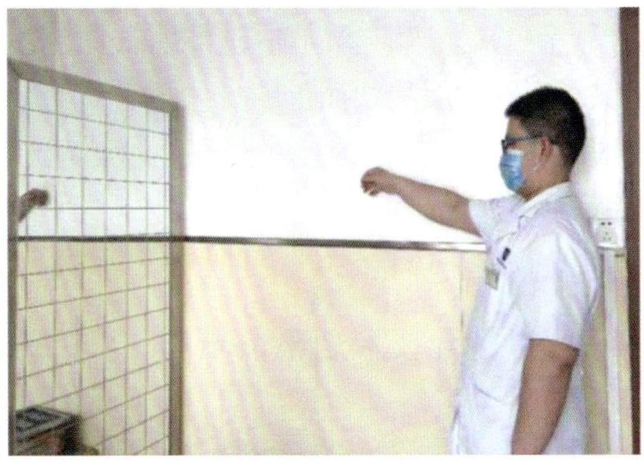

图 7-3-4　取物动作训练。

三、倾斜综合征站位平衡训练

1.适应证

倾斜综合征患者不能独立维持站位。

2.技术操作规范

（1）患者取站立位，治疗师在患者患侧给予保护，在患者健侧右前方放一桌子，距离约 90cm，让患者努力触及桌子，待患者稳定后逐渐放开手，完成站立。若患者患侧下肢处于屈曲状态，可在患者健侧下肢放平板，高度视患者屈曲情况而定。

（2）任务导向性训练，要求患者在姿势

矫正镜前纠正坐姿，站立时健侧肩部倚靠垂直物体（如墙、门框等），健侧上肢向外、向上伸展并练习取物动作。

（3）双下肢交替踏板练习，患者取站立位，治疗师坐于患者患侧，在患者前方放置20cm高的木板，先让患者健侧下肢踩踏，保持20秒。当患者达到一定稳定性后，让患者患侧下肢踩10cm的木板，保持20秒。每个动作每次治疗可做8~10次，增加下肢负重能力。

（4）根据患者自身情况，治疗师帮助患者站立于平衡板上。在训练之前，程序自动检测患者正确垂直位时的重心位置，并且设置显示出来。当患者向前后、左右移动身体时，在矢状面及冠状面上的身体重心位置变化轨迹被显示在屏幕上，通过视觉反馈，在治疗师口令的辅助下，患者沿身体中线偏离的轨迹恢复身体直立位。

四、中枢整合技术之坐位不能

1.注意力

保持治疗室安静，让患者坐于无靠背座椅上，双上肢可放在高床上。

（1）通过疼痛刺激（主要刺激耳朵）或声光等刺激让患者注意力转至训练中（针对注意力选择有问题的患者）。

（2）通过和患者聊天（交流一些患者感兴趣的话题）或让患者唱歌保持注意力（针对注意力分配和转移或保持有问题的患者）。

2.方向感

侧方肘支撑坐位练习，治疗师坐于患者健侧，辅助患者健侧肘关节支撑床面，然后待患者稳定后，逐渐放开，让患者自己通过肘关节支撑床面。保持30秒后，可让患者自己将肘支撑坐位转换为手支撑坐位，观察患者是否能独立完成，如果不能完成，则继续保持肘支撑坐位，如能完成，则保持手关节支撑坐位，然后再转为无手支撑坐位。

3.躯体构图

侧方坐位练习，患者健侧侧坐在床边，治疗师在患者患侧给予保护，患者健侧手向健侧方向完成手支撑，诱导躯干转向健侧，保持10~30秒，待患者稳定后，不断缩短手与身体的位置，最后转为无手支撑坐位。然后，可以持续让患者臀部远离床面，直到患者健侧臀部完全支撑身体独立坐于床上。

4.共济失调

患者坐在轮椅上，治疗师坐于患者正前方，患者双足触地，如不能控制，治疗师可控制患者膝关节和足部，让患者双足触地。然后辅助患者双上肢前屈90°，先练习患者躯干前后倾，待患者可主动配合，再练习患者躯干左右摆动。患者前后左右均可主动配合完成后，再放开患者一只手，继续练习，再过渡到不完全辅助，让患者独立坐位。整个过程要注意，动作要慢，患者控制不住身体摆动时，要维持，足的位置要正确。

五、中枢整合技术之起站不能

1.注意力

准备工作：在安静的治疗室内，让患者健侧肘关节支撑坐位，弱化健侧肢体的使用，进而将注意力转移或保持到患侧。

患者坐在高床上，治疗师在患者患侧保护，使患者健侧下肢踩板，双足间距与肩同宽。让患者不断进行起站。木板的高度根据具体情况而定（针对不能将注意力保持或转移到功能障碍的患侧的患者）。直到患者能够独立完成起站，然后再逐渐降低床的高度，直到床高为40cm左右。

通过疼痛刺激或声光等刺激，让患者注意力转移或保持在治疗中（针对注意力不能保持在治疗中，总受外界影响的患者）。

2.方向感

在患者健侧放一桌，患者健侧手扶桌，诱导患者朝向健侧，然后让患者起站，桌与患者距离根据具体情况而定，不断强化，直到患者可以独立扶桌起站，然后尝试不用手扶桌起站，逐渐增加不扶桌的时间，最后到患者可以独立起站。

3.躯体构图

在完成侧方坐位的基础上（进行躯干的诱导），将床升至一定高度，让患者进行起站，不断强化，直到患者可以独立完成起站。

4.使用信息

让患者健侧下肢踩板（木板的高度根据实际情况而定），双足间距 10cm 左右，让患者进行起站练习，不断强化，直到患者在起站过程中下肢不再移动（即髋膝踝的位置不再发生变化），然后逐渐降低床的高度或缩小双足间距（针对患侧使用信息过弱的患者）。

让患者患侧下肢踩板（木板的高度根据实际情况而定），双足存在一定间距（根据患者下肢伸肌模式程度而定），让患者进行起站，起站过程以患侧下肢髋膝踝左右位置不发生变化为主（针对患侧下肢使用信息过强的患者）。

注意：在完成前 3 项的患者，大部分都要再进行第 4 项的练习。在练习过程中要注意预期姿势的控制（即起站过程双肩超过双膝，双膝超过双足尖）。

5.共济失调

先在高床上练习患者预期姿势（即双肩超过双膝，双膝超过双足尖），治疗师在患者前方保护，如果患者起站过程双足位置不能固定，治疗师可控制患者的双侧膝关节，控制患者下肢位置。当患者在高床上能够完成起站后，再转移到无靠背凳子上练习起站，然后逐渐降低凳子的高度，直到凳子高度为 30cm 左右。

注意：如果患者起站过程存在向后倾倒，可以在患者前方放置凳子，让患者去触及，然后保持 10 秒，再起站，直到患者能够完全起站。整个过程一定要缓慢，以及注意起站过程出现倾倒时的保持，还有就是下肢膝关节和踝关节位置不发生左右移动。

六、中枢整合技术之站位平衡训练

1.注意力

在安静的治疗室中，让患者双足与肩同宽站立。

（1）通过疼痛刺激（主要刺激耳朵）或声光等刺激让患者注意转至训练中（针对注意力选择有问题的患者）。

（2）通过和患者聊天（交流一些患者感兴趣的话题）或让患者唱歌保持注意力（针对注意力分配和转移或者保持有问题的患者）。

（3）让患者健侧下肢踩板站立（木板高度以患者能够站立为主），主要针对不能将注意力放于功能障碍患侧的患者。

2.方向感

方向感有问题的患者，取站立位，健侧紧贴治疗床，患者肘关节支撑于床上（如有抵抗，治疗师可辅助完成），待患者能够独立完成，再过渡为用手支撑，最后过渡到患者不用手支撑的独立站位。

3.躯体构图

侧方起站后，将患者双足分开，与肩同宽，治疗师站在患者后方，将双足置于患者双足之间，双手从患者腋下伸出去扶住患者双肩，辅助患者躯干挺直，帮助患者找到躯干的正确位置。

4.使用信息

（1）患侧使用信息差：常见患侧下肢不使用，中位力线偏向健侧。可让患者健侧足踩高木板（木板高度可视情况而调整，以患者身高而定），调整患者的中位力线，加强患侧的使用信息。可先在患者健侧下肢正下方踩板，髋关节稳定后，再把板向前移动，直到双足前后间距为 30~40cm，然后再过渡到健侧下肢踩动态板。

（2）患侧使用信息强：有少数患者患侧下肢使用信息过强，站立时患侧下肢张力增高。可让患者患侧足踩3cm的木板（木板高度可视情况而调整），调整患者的中位力线，弱化患侧的使用信息。

存在前3项情况的患者达到独立站立后，根据具体情况也要进行第4项的训练。

5.共济失调

患者独立起站后，在站立过程中存在向后倾倒，可在患者前方放一凳子，让患者去向前触及凳子，待患者稳定后，再松开手，不断强化，直到患者站立平衡能够达到二级。

七、中枢整合技术之步行不能

1.注意力

（1）让患者健侧下肢踩板步行（板的高度以患者在板上能够独立站立及患侧下肢能够迈出为主），针对注意力选择在健侧的患者。

（2）设置障碍物，对患者进行绕开障碍物的练习，针对注意力分配和转移有问题的患者。

（3）步行过程，与患者聊天或让患者唱歌，针对注意力过度集中自身肢体而不能转移到环境中的患者。

2.方向感

患者取站立位，健侧紧贴床，健侧手扶床，床高与患者腰部平齐，让患者围绕床向前迈步，当围绕床2圈后，让患者尝试不扶床步行，如患者能独立向前迈步，不发生倾倒，则进行下一阶段训练，如患者不能向前迈步或倾倒，则继续强化。

3.躯体构图

患者先取站立位，治疗师在患者后方，双手从患者腋窝后方穿过至前方，治疗师双手交叉，使患者躯干挺直，保持正中位置。然后双足控制患者双足，帮助患者向前迈步，不断强化，直到患者可以主动向前迈步。也可控制患者患侧下肢，让下肢向前，然后患侧躯干较健侧向前，诱导患者向前迈步，直到患者患侧下肢可向前迈步。

4.使用信息

（1）使用信息过弱：让患者健侧下肢踩长板步行，木板的高度根据患者能否向前迈步以及骨盆位置而定。当患者能够独立向前迈步，可在木板和平地之间不断转换，让患者行走2m木板再行走2m平地，然后不断加大平地的距离，最后过渡到无板步行。

针对足下垂的患者，可先练习站立位。患侧下肢置于高板（木板在患侧足正上方）诱导踝背屈。对于踝关节有一定背屈的患者，可以练习屈膝位步行，也可练习患者上斜坡，或者跨越障碍物练习，具体情况根据评估结果而定。

（2）使用信息过强：让患者患侧下肢踩长板步行，木板的高度以患者不出现伸肌模式为主，步行过程先迈健侧下肢，再迈患侧下肢，患侧下肢不超过健侧下肢。当患者可以控制双下肢步长后，可在平地上评估患者可以控制的步长，以及患者是否还存在伸肌模式，当患者能够控制步长及不出现伸肌模式或伸肌模式减轻后，再练习患者患侧下肢髋膝踝的控制（与站立位练习患侧下肢髋膝踝控制相同）。

（3）针对膝过伸较严重或足内翻较严重的患者，膝过伸患者同上处理；足内翻患者评估出现足内翻的时期，摆动相初期即出现足内翻的患者可练习健侧下肢在前，患侧下肢在后，患侧下肢踩斜板。当患者可控制摆动相初期踝位置时，可练习动态下患侧下肢踩斜板步行。对于摆动中期出现足内翻的患者，可先练习患者踩踏高板，木板高度以不出现内翻为主，然后再练习患者大跨步步行，以及跨越障碍物大跨步步行，逐渐增加障碍物距离，最后过渡到平地无足内翻步行。

5.共济失调

（1）患者双手扶椅子（诱导躯干前倾），让患者缓慢向前迈步，一步一停留，并且控制步长，当患者有一定控制能力且稳定性稍好一些时，尝试不扶椅子，让患者向前缓慢迈步，直到患者可独立向前迈步。

（2）当患者可以在监护下步行时，让患者间断走1cm平板练习。对于躯干左右摆动严重的患者，可先让平板左右间距控制在30cm之内，然后不断缩小左右板的距离。对于躯干前后摆动严重的患者，可不断增加平板前后距离，诱导躯干更好地前倾。对于躯干前后左右均有摆动的患者，也是在此环境下，练习患者前后左右幅度的控制。对于躯干前后摆动幅度较大的患者，也可以进行组合箱练习，增加躯干前后的控制。

八、中枢整合技术之上肢训练

1.上肢无主动运动且张力不高的患者

（1）患者患侧卧起训练：治疗师站于床旁，将患者患侧上肢前屈80°（患者患侧卧位），辅助患者卧起，在肘关节支撑时，保持10秒，然后再起；在腕关节支撑时，再保持10秒，整个过程健侧上肢处于放松状态。在患者每次起床时都要进行此训练。

（2）患者取坐位，双上肢前屈置于前方50cm高50cm的凳子上，让患者起站，练习双上肢支撑，加强肩关节稳定性。然后将患者前屈90°置于桌子上，辅助练习肩关节前屈（患者平时坐位上肢均处于此状态）。当患者有一部分主动运动时，在患者前方凳子上放水瓶，让患者努力触及，练习肩关节主动前屈（此时可用弹力绷带将患者手完全缠住，拇指在里）。

（3）当肩关节可前屈60°~70°时，练习肘关节屈曲，可在肩关节前屈90°时，辅助练习肘关节屈曲，也可辅助患者进行饮水动作练习，辅助逐渐减少，直到患者可独立完成。

当患者可屈肘90~100°时，练习腕关节桡偏尺偏以及背伸。可将2根固定小木棍置于桌上，两根木棍呈45°，让患者去抓握内侧木棍，前期可辅助，当有一定能力背屈时，再让患者独立完成。患者日常管理内容为上肢前屈90°肘关节伸直，将手心置于墙面上，练习上肢支撑。

（4）针对有一定抓握能力的患者，先让患者练习抓握矿泉水瓶，逐渐增加瓶子内水的体积，再进而转变为练习患者抓握网球，最后练习患者抓握核桃等。

针对手指有一定分离运动的患者，可以练习捏取花生，然后过滤到捏取黄豆，再过渡到剥花生或瓜子等。

2.上肢张力高且在动态下能够控制的患者

该类患者以管理为主，患者在任何情况都要保持上肢伸直状态。其余训练情况同上。

3.上肢张力高在动态下不能控制的患者

（1）患者在静态、动态下张力均高，将患者上肢前屈90°置于高床上，对于前臂旋前肌肉张力高的患者，将前臂处于旋后位，手指伸开放置。对于前臂旋前肌肉张力不高的患者，将前臂处于中立位放置。待患者张力有所下降后再根据前述内容进行练习。

（2）患者在静态下张力不高，在动态下张力较高，治疗师可辅助患者上肢前屈70°~90°完成起站，以及步行过程将上肢前屈90°。如果患者能够使用健侧手辅助完成，可不用治疗师辅助。

九、偏瘫侧下肢负重训练

1.适应证

偏瘫患者患侧下肢不能完全负重。

2.技术操作规范

在完全使用偏瘫下肢负重的活动中，治疗师通过帮助患者伸髋并外旋及骨盆向前运动超过其足来防止膝过伸。治疗师站在患者身后，将大拇指放在其股骨头上，通过患者足的长轴，向前向外侧放松其下肢。

（1）偏瘫下肢负重站立，患者用另一足向前、向后迈小步，同时也向外侧迈小步。患者不是将重心立即转移到健侧下肢，而是稳定地保持在偏瘫侧。为增加对活动的兴趣，可以让患者用健侧足在地面上写数字或字母。

（2）患者将健侧足放在面前的小台阶上。将足放在台阶上时，要缓慢、小心，而不是向下用力地放在上面。通过提高台阶的高度，需要伸髋肌更多地活动，尤其在整个足平放在台阶上而不仅是足前掌放在上面时。治疗师常需要帮助患者稳定胸部，以促进此时需要的腹肌活动。治疗师将一只手放在患者胸骨下端，另一只手放在约第十胸椎水平。然后让患者抬起健侧足，在放回去之前，保持于台阶正上方一段时间，该活动仍需要腹肌和伸髋肌更多地活动。患者重复数次抬足及放回的运动，然后把足放回地面。

（3）患者将健侧下肢放在体重秤上，体重秤可以放在患者的前面或侧面。患者努力减少秤上重量，直到足仍与秤接触而重量为0。

十、偏瘫侧上肢前屈位步行训练

1.适应证

上肢屈肌模式或肩下垂患者。

2.禁忌证

肩痛、上肢骨折患者。

3.技术操作规范

治疗师走在患者的侧面，把持偏瘫的上肢前伸至肩屈曲约90°。

治疗师的手紧贴患者，支撑其肘关节于伸展位，并把肩关节抬高至正常水平。

治疗师的手接近患者肱骨髁处，上臂抵住其肋骨，施加与患者相反的力来矫正胸部姿势，即治疗师外展上肢将患者的胸部向外推。

用另一只手保持患者的腕、手伸展，用示指保持患者的拇指于外展位。

治疗师一只手的拇指位于患者手背侧，另一只手于肱骨髁。在与患者有节奏地行走时，引导其重心向前。

十一、向健侧重心转移训练

1.适应证

适用于行走过程中患者向健侧转移不充分造成行走功能障碍的患者。

2.技术操作规范

（1）在高床旁，患者背靠床，治疗师在患者前方，双手控制患者髋关节，一足控制患侧下肢轻微屈曲抬起，然后控制患者身体向健侧转移，在第一个阻力点处，保持10秒，不断强化，增加患者由患侧向健侧转移的能力（图7–3–5）。

（2）取站立位，在患者前方放置一高50cm的木板，使患者患侧下肢放置于上，控制患者重心向健侧转移。治疗师在一旁给予保护，木板的高度依据患者稳定性而定（图7–3–6）。

（3）画钟练习。取站立位，治疗师在患者后方，双上肢控制患者躯干，一足控制患侧下肢，让患者以健侧为重心，进行画钟步行练习（健侧足步幅要小）（图7–3–7）。

（4）在患者健侧前方45°处放置轮椅，让患者健侧手扶住轮椅，调整重心，然后向前步行（或者把升降床升高，让患者先扶床站立，待稳定后，向前扶床步行）（图7–3–8）。

（5）如果因为上肢张力增高、肩胛带下沉导致患者不能向健侧转移，患者可用健侧上肢辅助患侧上肢前屈90°向前步行练习（图7–3–9）。

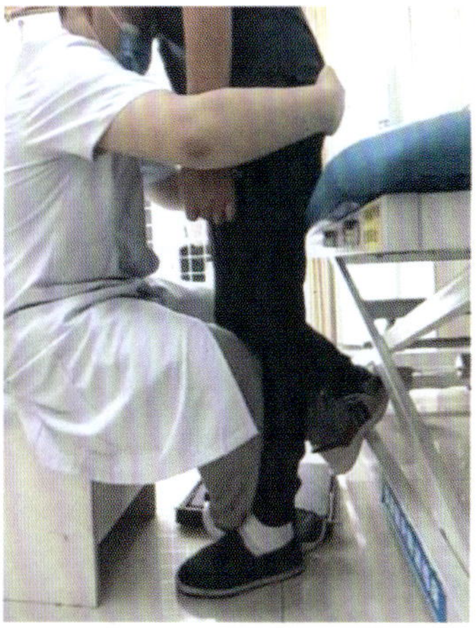

图7-3-5　由患侧向健侧重心转移训练。

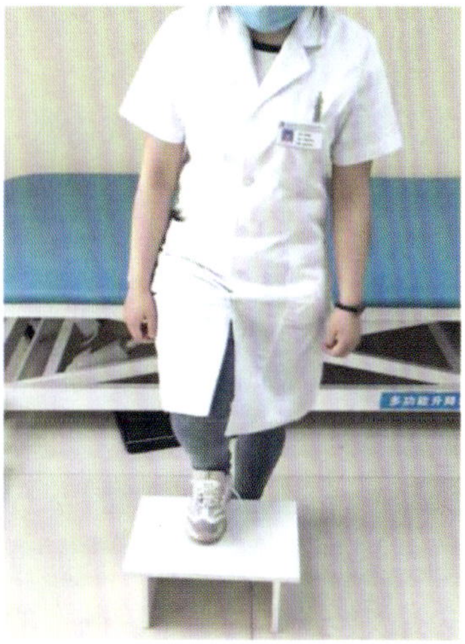

图7-3-6　重心转移木板训练。

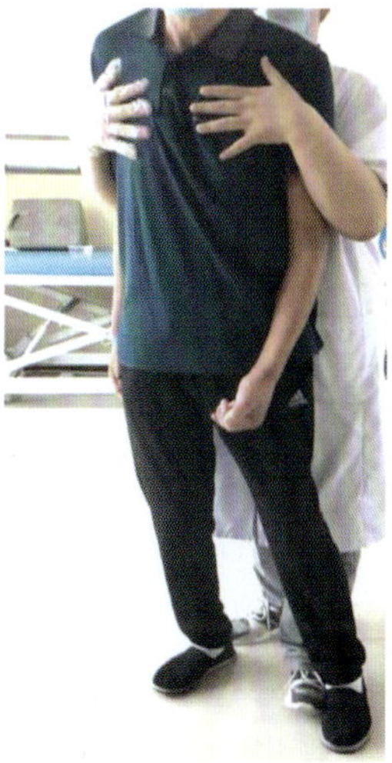

图7-3-7　画钟练习。

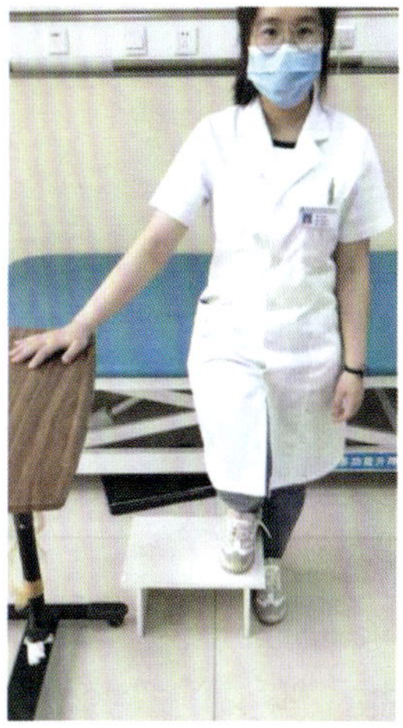

图7-3-8　扶轮椅重心转移训练。

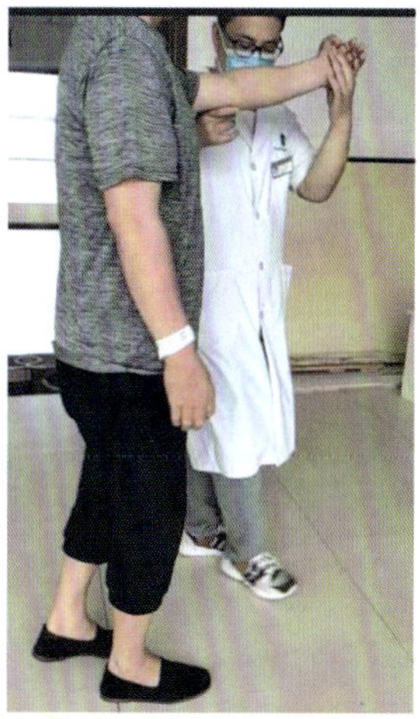

图7-3-9　前屈90°向前步行训练。

参考文献

段好阳,闫兆红.动态平衡训练仪治疗老年脑卒中后倾斜综合征的临床疗效[J].中国老年学杂志,2018,38(17):4132-4134.

第4节 天轨减重技术操作规范

一、天轨坐站训练

1.适应证

坐站转移困难者。

2.治疗前评估

（1）MMSE 简易智力状况检查法。要求患者可以理解治疗师的要求，充分配合并完成动作。

（2）坐位平衡评估。

3.技术操作规范

（1）站立前准备：予患者固定悬吊带（力感减重下肢康复机器人 DWS1000），患者端坐位下调整天轨减重数值 G（低于患者体重的 10%），患者前方可置姿势镜，令患者目视正前方，双足平放于地面，躯干伸直。

（2）练习站起：患者双手十指叉握，上肢前伸，头和躯干前倾，重心前移超过膝关节，膝关节前移超过踝关节，然后抬起臀部，髋膝伸展而站立，帮助患者重获垂直感，渴望能站立行走。

（3）练习坐下：患者站位，双足平齐站立，与肩同宽，双手十指叉握，躯干伸直，在运动开始时，治疗师可能需要帮助患者前移双肩和双膝。然后让患者向下向后移动臀部坐下。

4.技术升级与改造

（1）初次练习

1）患者可由较高平面进行站起训练（升高升降床），之后根据患者能力逐渐降低站起高度。

2）患者前方可放置高背木椅，加以辅助。

（2）增加难度

1）患者在练习站起与坐下的过程中，可停留在其运动范围的不同位置。例如，让患者在臀部离开座位后或即将坐下时停住，要求患者可以停住且不失去平衡。

2）改变坐起速度。

3）可以让患者握物站起（拿着大小不等、重量不同的物体）。

4）交谈中站起。

5.注意事项

（1）训练前

1）悬吊带应固定：位置、松紧度、固定后检查。

2）腋下建议可放置垫子或内衬。

（2）训练中

1）如果患者身体很虚弱、身体过重或无足够力量站起，则需要他人帮助站起（治疗师可以帮助稳定患侧足，从患侧膝部沿小腿向后下方施压以帮助患肢负重，同时可以避免股四头肌收缩时足向前滑动）。

2）训练过程中，嘱患者目视前方的目标并注意力集中，这样有利于控制头的位置和纵向感觉，目标设在身体前方 2~3m 的平视高度。亦可于患者正前方放置姿势镜，自行纠正姿势。

3）训练过程中，治疗师可以辅助患者身体向偏瘫侧侧移，以帮助患者使偏瘫侧也负重。

4）训练中，不要站得离患者太近，以至于阻碍双膝或双肩的前移。

5）注意观察患者的生命体征：是否大汗、呼吸过快，监测患者的指氧饱和度。

6）适当休息，防止过度疲劳。

（3）训练后：①下降悬吊绳时注意悬吊杆位置不要砸伤患者；②患者身旁要有辅助支撑。

二、天轨下站立平衡训练

1.训练目的

（1）激活患者躯干肌群及下肢肌群。

（2）帮助患者提高站位下静态、自动态、他动态平衡能力。

（3）为患者站立行走奠定基础。

（4）帮助患者重拾康复信心。

2.治疗前评估

MMSE 简易智力状况检查法。要求患者可以理解治疗师的要求，充分配合并完成动作、Fugl-Meyer 平衡评估（一级及以上可用平衡仪进行评估）、Berg 平衡量表评估。

3.技术操作规范

（1）站位平衡 0 级患者：予患者固定悬吊带，面前放置姿势镜，调整天轨减重数值 G（患者体重的 30%~50%），令患者目视正前方，两肩维持等高，双手置于双下肢两侧，两足与两肩同宽，双足对齐，伸髋伸膝，治疗师对患者站姿进行纠正，必要时可用双膝控制患者下肢，或使用支架固定膝关节，防止膝过伸。之后逐渐减少减重数值。

口令：请维持站立 1 分钟（站立时间随患者能力循序渐进递增，由 1 分钟、2 分钟、3 分钟向 5 分钟、10 分钟递增）。

（2）站位平衡Ⅰ级患者：予患者固定悬吊带，面前放置姿势镜，调整天轨减重数值 G（患者体重的 10%~30%），令患者目视正前方，两肩维持等高，脊柱尽量维持正常生理曲度，双手置于双下肢两侧，双足与两肩同宽，双足对齐，伸髋伸膝，治疗师对患者站姿进行纠正，必要时可用双膝控制患者下肢，或使用支架固定膝关节，防止膝过伸。之后逐渐减少减重数值。

【训练方法】

1）向各个方向活动：予患者固定悬吊带，站立位姿势矫正后，足保持不动，身体交替向侧方、前方或后方倾斜并保持平衡；身体交替向左右转动并保持平衡。

2）左右侧下肢交替负重：予患者固定悬吊带，站立位姿势矫正后，左右侧下肢交替支撑体重，每次保持 5~10 秒，治疗师需注意监护患者，以免跌倒，也需注意纠正不正确姿势。

3）各个方向的作业活动：予患者固定悬吊带，站立位姿势矫正后，令患者健侧手（或功能佳的患侧手）向前方、侧方、后方伸手从治疗师手上拿到小球，并将小球放回到治疗师指定的位置。

口令：请伸手向前拿到这个球（引导球放置的位置由身体中线处向身体两侧及上方下方放置。逐渐增加难度）。

请将手中的球放到前方的盒子里。

4）情景模拟下的站立平衡训练：予患者固定悬吊带，站立位姿势矫正后，前方放置情景模拟，治疗师根据患者功能选定适当任务（有挑战性且能完成），患者根据屏幕指令进行相关作业活动。

口令：请根据屏幕指令进行相关活动。

（3）站位平衡Ⅱ级患者

训练目标：患者可在站立姿势下抵抗外力保持身体平衡。

训练方法：予患者固定悬吊带，适当减少减重数值（G<患者体重的 10%）。

1）硬而大的支撑面上训练：患者站在平地上，双足分开较大的距离，有较大的支撑面，利于保持平衡。治疗师站于患者身边，向不同方向推动患者，可以逐渐增加推动的力度和幅度，增加训练的难度。

2）软而小的支撑面上训练：随着平衡功能的改善，可由硬的支撑面改为小而软的支撑面，如站在气垫上或软的床垫上；也可以缩小支撑面，并足站立或单足站立。然后治疗师向各个方向推动患者，使其失衡后再恢复平衡。

3)接球:要求患者向前方、侧方、下方及跨步接球。

口令:请接住这个球,并保持身体平衡。

请抛出这个球,并保持身体平衡。

4.治疗周期评估

治疗一周后,对患者进行站位平衡评估,根据评估结果进行下一步治疗。

5.调整训练

若患者初次站立,有心理恐惧,可令患者于平行杠中或手扶拐杖进行训练。

6.注意事项

(1)训练前:吊带要固定好,固定后检查位置和松紧度;建议腋下放置垫子或内衬。

(2)训练中:实施保护距离设置(站位、座位设置);跟随模式根据情况开启或关闭;角度调整;站立位训练:必要时借助辅具(矫形器、拐杖、助行器等)。

(3)训练后:下降悬吊绳时注意悬吊杆位置不要砸伤患者;患者身旁要有辅助支撑;对于长期卧床患者要注意监测血压。

三、天轨下轮椅辅助步行训练

1.适应证

因本体感觉差致步行功能减退者;步行中重心前移困难者;75 岁以上老年人。

2.技术操作规范

(1)嘱患者站立位达自身最大持重。予患者固定悬吊带(全自动智能转移系统TR800),面前放置姿势镜,调整天轨减重数值 G(低于患者体重的 10%),令患者目视正前方,两肩维持等高,脊柱尽量维持正常生理曲度,双手置于双下肢两侧,双足与两肩同宽,双足对齐,伸髋伸膝,治疗师对患者站姿进行纠正,使患者达到自身最大持重。

(2)引导患者重心转移

1)方案 1:令患者进行侧方及前方的取物训练。

固定天轨悬吊带,患者双足分开,与肩同宽,嘱患者健侧手向同侧远方进行够取,要求患者肩峰、髂前上棘及外踝处于同一直线,逐渐降低减重量,当减重低于患者体重的 10%,且患者能充分进行侧方够取及肩峰、髂前上棘和外踝在同一直线上时,即可进行下一步训练;同理,嘱患者健侧手向身体前方进行够取。

2)方案 2:令患者进行侧方及前方的迈步训练。

固定好天轨悬吊带,进行侧方迈步训练,嘱患者健侧向同侧进行侧方迈步,足跟触地后,将重心转移至健侧,可按照方案 1 进行训练,然后再将双足并拢,训练过程中患者需保持身体直立。若患者功能较好,可在健侧足下放置障碍物,嘱患者进行跨越障碍物的侧方迈步训练,逐渐降低减重量,当减重量低于患者体重的 10%时,即可进行下一步训练。同理,嘱患者进行前方迈步训练。

(3)轮椅辅助下步行训练。予患者固定悬吊带,于全自动智能转移系统 TR800 下进行步行训练。患者前方放置高度适宜的轮椅:患者肘关节屈曲 150°,腕关节背屈,小趾前外侧 15cm 至背伸掌面的距离即为轮椅的高度。患者身体微微前倾,双手推轮椅进行步行训练。治疗师注意纠正患者步行过程中身体姿势异常及重心转移不到位等现象。

3.进阶训练

可于轮椅上增加重物以提高训练难度。

4.注意事项

(1)训练前:悬吊带应固定,固定后检查位置和松紧度;建议腋下放置垫子或内衬。

(2)训练中:①治疗师需纠正患者重心转移是否到位;治疗师于训练中提醒患者始终保持身体直立,减少对悬吊带的依赖;②注意观察患者的生命体征：是否大汗、呼吸急促，监测患者的指氧饱和度；适当休息，防止过度疲劳。

（3）训练后：下降悬吊绳时注意悬吊杆位置不要砸伤患者；患者身旁要有辅助支撑。

四、天轨下步行训练之步速训练

1.训练目的

提高患者的步行速度。

2.治疗前评估

（1）MMSE 简易智力状况检查法。要求患者可以理解治疗师的要求，充分配合并完成动作。

（2）10m 步行。

3.技术操作规范

（1）训练 1：固定好天轨的吊带，首先进行单侧迈步速度训练，患者一侧站立于跑步机边缘，另一侧站立于传送带之上，打开跑步机进行单侧的迈步速度训练，跑步机速度由 0.1km/h 逐渐增加，每次训练速度增加 0.2km/h，逐渐降低减重量，直至减重为 0kg，患者身体需保持直立位，不可出现躯干的倾斜，当单侧能达到 4km/h 且能保持稳定时，即可进行下一步训练。

（2）训练 2：固定好天轨吊带，患者双侧足置于传送带上，打开跑步机进行步行训练，跑步机速度由 0.1km/h 逐渐增加，每次训练速度增加 0.2km/h，逐渐降低减重量，直至减重为 0kg，患者身体需保持直立位，不可出现躯干的倾斜，当速度能达到 4km/h 且能保持稳定时，即可终止该方案，进行下一步训练。

4.治疗周期评估

进行 6 次治疗后，重新进行评估，更改治疗方案。

5.注意事项

（1）训练前：悬吊带要固定好，固定后检查位置和松紧度；建议腋下放置垫子或内衬；跑步机启动时嘱患者注意，防止跌倒。

（2）训练中：实施保护距离设置（站位、座位设置）；跟随模式根据情况开启或关闭；角度调整；跑步机速度逐渐增加。

（3）训练后：下降悬吊绳时注意悬吊杆位置不要砸伤患者；患者身旁要有辅助支撑。

五、天轨下步行训练之重心转移

1.训练目的

提高患者的重心转移能力，提高患侧下肢的迈步能力。

2.治疗前评估

MMSE 简易智力状况检查法。要求患者可以理解治疗师的要求，充分配合并完成动作；Berg 平衡量表；双足电子秤示数。

3.技术操作规范

（1）训练 1：固定好天轨的吊带，患侧足下放置一软垫，患侧足踩到软垫上，保持双足平齐，嘱患者进行站立训练，要求患者身体保持直立位，不可出现躯干前倾或后倾，逐渐降低减重量，直至减重为 0kg 时，患者能保持稳定站立 5 分钟，即可进行下一步训练。

（2）训练 2：固定好天轨的吊带，患者双足分开，与肩同宽，嘱患者非偏瘫侧手向同侧远方进行够取，要求患者肩峰、髂前上棘及外踝在同一直线上，逐渐降低减重量，当减重为 0kg 时，患者能充分进行侧方够取且肩峰、髂前上棘及外踝在同一直线上时，即可进行下一步训练。

（3）训练 3：固定好天轨吊带，进行侧方迈步训练，嘱患者非偏瘫侧向同侧进行侧方迈步，足跟触地后，将重心转移至非偏瘫侧，可按照训练 2 进行训练，然后再将双足并拢，训练过程中患者需保持身体直立，若患者功能较好，可在非偏瘫侧足下放置障碍物，嘱患者进行跨越障碍物的侧方迈步训练，逐渐降低减重量，当减重量为0kg时，即可进行下一步训练。

4.治疗周期评估

进行6次治疗后，重新进行评估，更改治疗方案。

5.注意事项

(1)训练前：悬吊带要固定，固定后检查位置和松紧度；建议腋下放置垫子或内衬。

(2)训练中：实施保护距离设置(站位、坐位设置)；跟随模式根据情况开启或关闭；角度调整；站立位训练：必要时借助辅具(矫形器、拐杖、助行器等)。

(3)训练后：下降悬吊绳时注意悬吊杆位置不要砸伤患者；患者身旁要有辅助支撑。

第5节 悬吊技术操作规范

一、肩关节的悬吊训练

1.脑卒中及肩周炎导致的上肢运动功能障碍

上肢肌肉肌力在二级及以上。

2.技术操作规范

(1)肩关节前屈与后伸：患者健侧卧位，中分带置于肘关节，吊带置于腕关节。吊起上肢使其与床面平行，嘱患者缓慢用力做前屈和后伸的动作，与此同时治疗师对三角肌前部和后部进行激活。患者主动到最大范围治疗师再帮助其到关节运动范围末。或嘱患者用力前屈到最大范围再后伸到最大范围以提高大脑对上肢的控制能力。

(2)肩关节水平外展：患者取仰卧位，中分带置于肘关节，吊带置于腕关节。吊起上肢使其与床面呈15°~30°角，嘱患者缓慢用力做水平外展的动作，与此同时治疗师对三角肌中束进行激活(图7-5-1)。

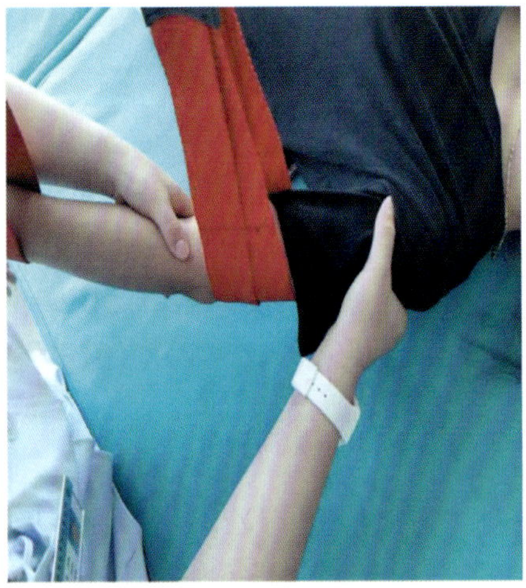

图7-5-1 肩关节水平外展。

(3)肩胛骨前伸：患者取健侧卧位，中分带置于肘关节，吊带置于腕关节。吊起上肢使其与床面平行，治疗师一只手握住患者的肩胛骨下角，另一只手握住患者肘关节。嘱患者缓慢用力手向前伸。同时治疗师伴随患者的运动推动肩胛骨(图7-5-2)。

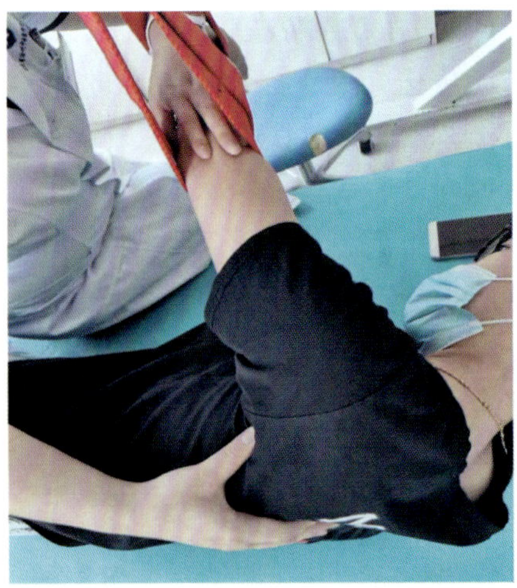

图7-5-2 肩胛骨前伸。

3.注意事项

动作幅度以不使患者产生疼痛为标准。训练之前要对患者进行肩关节周围肌肉的放松以及肩胛骨的松动。

二、平衡功能的悬吊训练

1.适应证

平衡功能有问题的偏瘫患者。

2.技术操作规范

（1）躯干控制训练：取仰卧位，患者足底紧贴床面，保持自然屈髋屈膝位；双肩带和弹力绳环绕于双侧肩部，宽悬带和实心绳置于腰背部；患者在治疗师指令下，双手拉健侧方向与实心绳相连的窄悬带，向健侧膝部方向屈曲躯干并旋转，使患侧肩胛骨离开床面；同法再向患侧运动。

（2）骨盆倾斜控制训练：取膝手位，双侧膝关节置于软垫上，保持双肩、躯干和骨盆在同一水平；双肩带和弹力绳环绕于双侧肩部，腰部予弹力绳和宽悬吊带支持；患者患侧上肢向后上摆动离开床面，同时头向患侧旋转，治疗师观察并口令引导患者注意骨盆运动；同法再向健侧运动。

（3）下肢分离强化训练：取仰卧位，宽悬带和弹力绳置于腰部，窄悬带和实心绳置于患侧股骨远端和胫骨远端；患者保持腰中立位，屈伸膝同时内收或外展髋关节；取健侧卧位，悬吊方式同仰卧位，逐渐增加患侧伸膝角度，做髋屈曲和后伸训练。

（4）下肢交替运动：取患侧卧位，实心绳和窄悬带置于健侧下肢远端，腰部予弹力绳和宽悬带支持，患者保持腰中立位，患侧下肢向健侧并拢，躯干与双侧下肢保持同一直线，然后回到起始位，交替训练。

训练时，每个动作末维持 5 秒，休息 5 秒，重复 10 次，组间休息 60 秒，交替进行 2 组训练；3、4 训练 5 次为 1 组，每次进行 4 组，组间休息 30~60 秒。

3.注意事项

悬吊训练使用升降床调节高度，通过调节悬带长度调整患者控制能力，注意避免使患者过度疲劳；治疗师积极引导患者正确完成训练动作。

三、悬吊–站立位下腰部核心肌群训练

1.适应证

稳定性降低；神经肌肉控制能力下降；疲劳、关节活动度降低、僵硬、不舒适或疼痛。

2.技术操作规范

（1）开始姿势：患者站在训练垫上；吊带置于前臂的近端并且保持肘关节屈曲 90°；吊带与腕水平同高（图 7–5–3）。

（2）对患者的指导

1）保持身体直立。

2）关节屈曲，躯干向前倾。

3）回到起始位置。

3.技术升级与改造

逐渐增加难度。

1）逐渐把足向后移动。

2）逐渐降低吊带的高度。

3）改变支撑平面（由稳定平面改为不稳

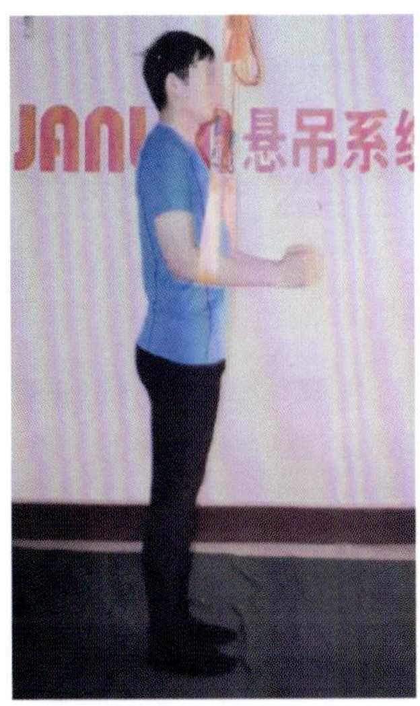

图 7–5–3　悬吊 – 站立位下腰部核心肌群训练开始姿势。

定平面）。

4）减少支撑（图 7-5-4）。

4.注意事项

开始训练水平是患者能正确完成而不会诱发腰部不适、疲劳或疼痛的水平。

四、悬吊-仰卧位下腰部核心肌群训练

1.适应证

稳定性降低；神经肌肉控制能力下降；疲劳、关节活动度降低、僵硬、不舒适或疼痛。

2.技术操作规范

（1）开始姿势：取仰卧位；双手抱肩放在胸前；窄吊带置于两小腿近端；吊带约高 30cm 且垂直于床面（图 7-5-5）。

（2）对患者的指导：骨盆上抬保持身体伸直；回到起始位置。

3.技术升级与改造

逐渐增加难度：将吊带逐渐向远端的踝关节方向移动；吊带系踝关节；双侧髋关节外展；平衡垫置于肩胛间；单下肢支撑（图 7-5-6 和图 7-5-7）。

4.注意事项

椎体内固定患者注意活动角度不宜过大；血压不稳定的患者注意监测血压；预防坠床。

五、悬吊-平板支撑训练

1.适应证

核心肌群力量差且能配合治疗的患者。

2.技术操作规范

患者取俯卧位于 PT 床上，治疗师取长、短左右各两根弹力绳加一宽吊带置于患者腰下，另取两个窄吊带加实心绳分别置于两膝关节下。嘱患者前臂支撑，将腰腹部向上抬至与肩关节高度齐平（图 7-5-8）。

3.技术升级与改造

初级：腰部仅加一根弹力绳和宽吊带；中级：腰部不加宽吊带；高级：将两膝关节处的窄吊带移至胫骨远端。

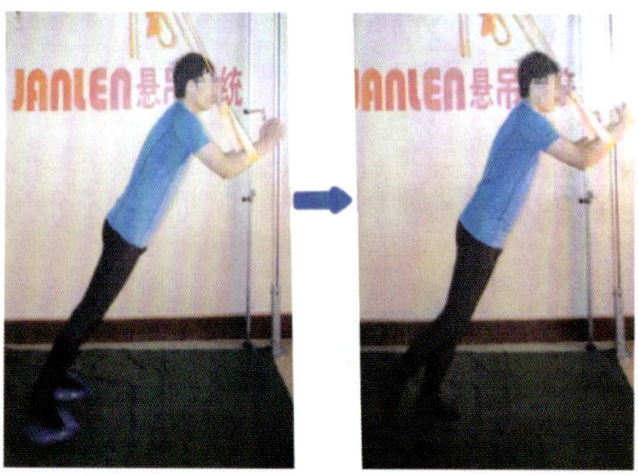

图 7-5-4 减少支撑。

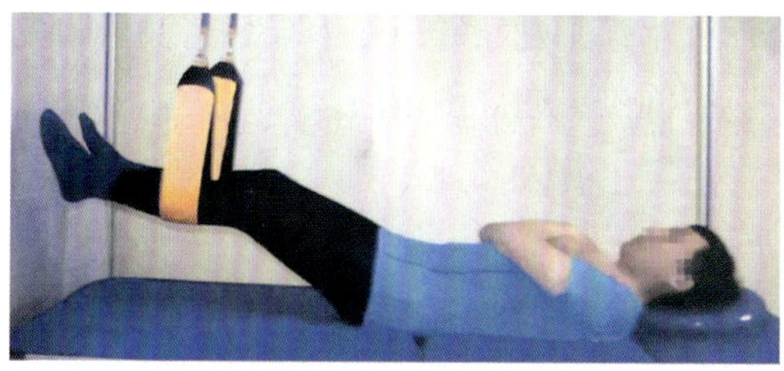

图 7-5-5 悬吊 - 仰卧位下腰部核心肌群训练开始姿势。

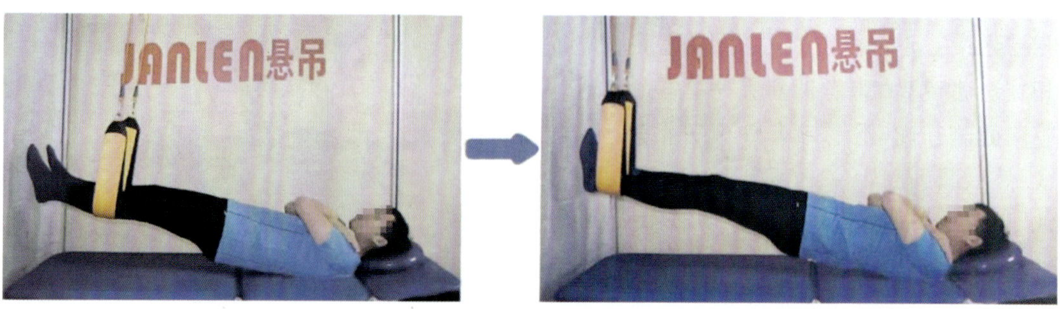

图 7-5-6 将吊带向远端的踝关节方向移动。

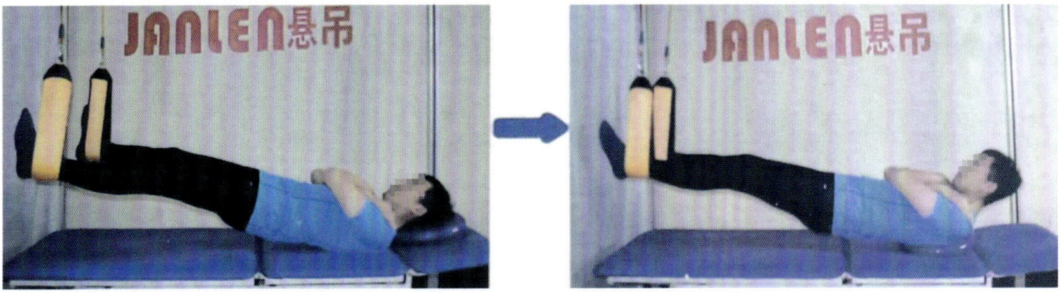

图 7-5-7　双侧髋关节外展。

4.注意事项

窄吊带高度与肩关节相等;患者是否适宜采取俯卧位;排除骨折、血栓、开放性伤口等因素的影响。

六、川平疗法

1.髋内旋

患者取侧卧位,双侧肩屈曲 90°,肘伸直,双侧屈髋屈膝,偏瘫侧在上;治疗师将上方手固定肩关节,下方手放于髂骨上,手指触及腹股沟。下方手向斜后方快速牵张,诱发患者髋向前运动,嘱患者髋向前运动。重复 100 次,50 次/组(图 7-5-9)。

2.臀大肌、臀中肌的促通

患者仰卧位,治疗师下方手放置于患者髌骨下 3cm 处固定患侧下肢,将患者屈髋屈膝,足跟放置于健侧髌骨上,上方手手指分开,放置于臀大肌、臀中肌上(图 7-5-10)。

治疗师下方手将膝快速向患者脐方向运动以牵张此肌肉,再用上方手进行刺激,嘱患者髋外展外旋。复位过程,治疗师上方手拇指触及腹股沟,并嘱患者内旋内收髋(膝向对侧肩方向),重复 100 次,50 次/组(图 7-5-11)。

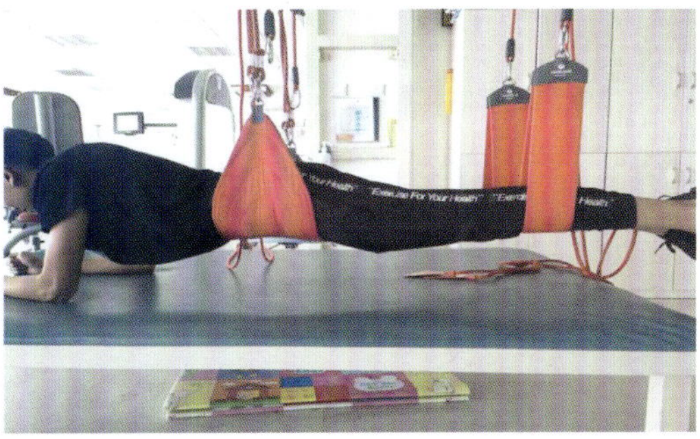

图 7-5-8　悬吊 - 平板支撑训练。

3.髋外旋屈曲外展功能的促通

患者取仰卧位,治疗师下方手固定患侧

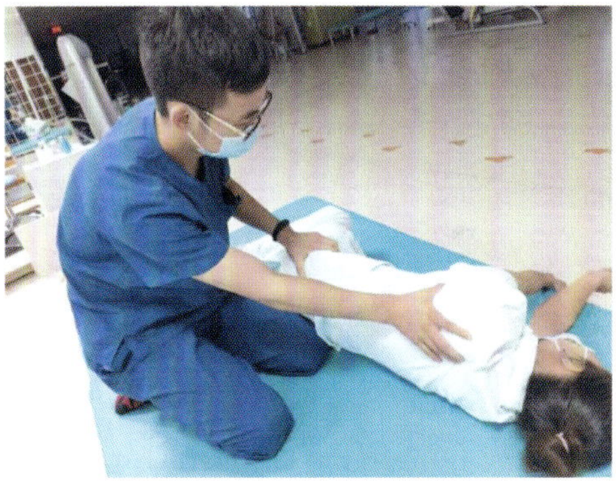

图 7-5-9　髋内旋。

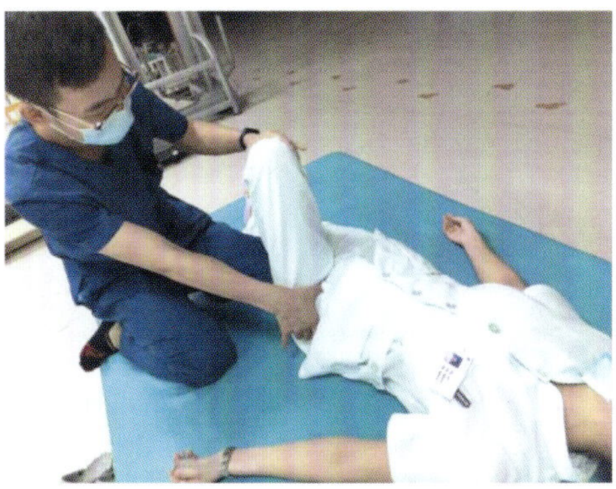

图 7-5-10　臀大肌、臀中肌促通准备。

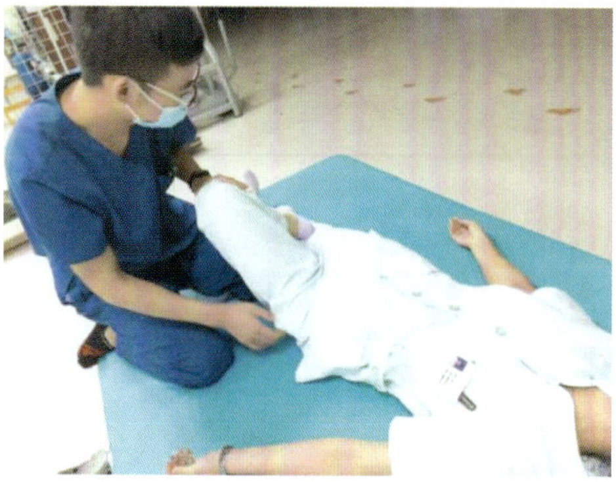

图 7-5-11 臀大肌、臀中肌促通完成。

足，拇指位于第四、五足趾间，上方手固定膝，上方下肢将患者下肢抬起，使患者处于轻度髋屈曲外旋、膝屈曲体位。

治疗师上方手快速内旋膝关节，诱发外旋，下方手按压刺激，嘱患者屈髋屈膝外旋。重复 100 次，50 次/组（图 7-5-12）。

4.髋外旋屈曲内收功能的促通

患者取仰卧位，治疗师下方手固定患侧足，拇指位于第一、二足趾间，上方手固定膝，上方下肢将患者下肢抬起，使患者处于髋屈曲外旋，膝屈曲体位。

治疗师手、下肢配合，使患者快速伸膝，下方手拇指按压刺激，足跖屈形成牵张反射，并嘱患者屈髋屈膝，髋外旋内收。

复位过程，先将患者髋外展外旋，再重复上述牵张动作，重复 100 次，50 次/组（图 7-5-13）。

5.踝背屈的促通

患者取仰卧位，屈髋屈膝，轻微踝背屈。

治疗师面向患者足，下方手固定患侧足，拇指位于第四、五足趾间，上方手中指、无名指触及胫骨前肌、腓骨长肌位置，上方手臂辅助固定患者患侧下肢，下方手拇指快速按压，诱发踝背屈，上方手向患者近端方向滑动刺激胫骨前肌、腓骨长肌，并嘱患者踝背屈。重复 100 次，50 次/组（图 7-5-14）。

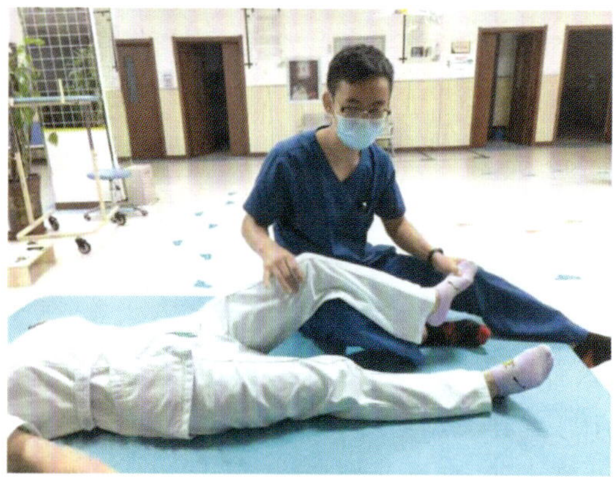

图 7-5-13 髋外旋屈曲内收功能的促通。

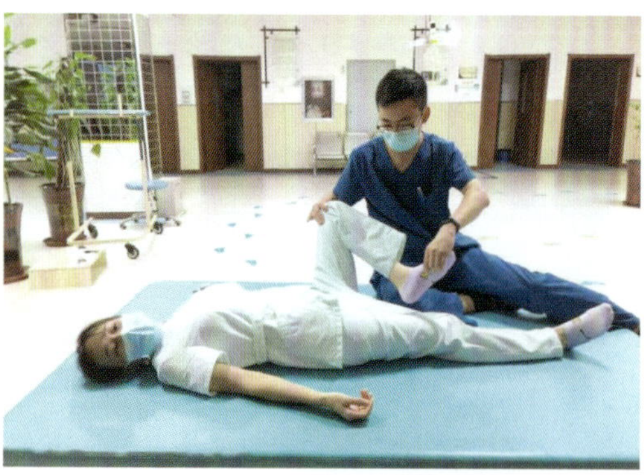

图 7-5-12 髋外旋屈曲外展功能的促通。

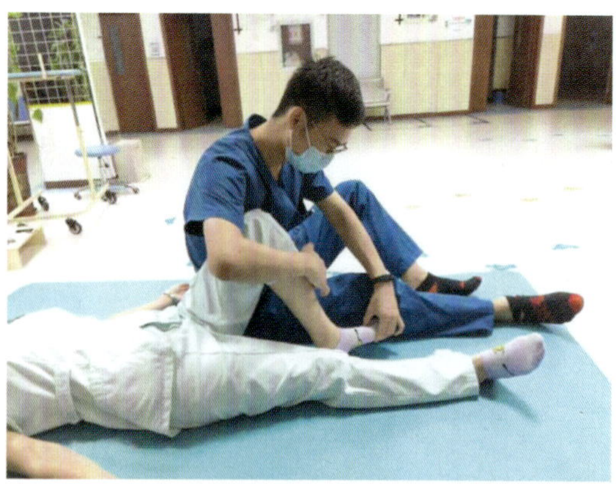

图 7-5-14 踝背屈的促通。

第 6 节　作业治疗组技术操作规范

一、Compass 划船训练

1.概述

（1）适用于坐姿下，上臂、胸肌和背肌力量的测试和训练（背部和上臂肌肉：背阔肌、斜方肌、肱二头肌等；胸部和背部的肌肉：胸大肌、胸小肌、背阔肌、斜方肌等）；可进行视觉生物反馈力量训练。

（2）以坐姿进行手臂划船、胸推的等张力量训练及测试。

（3）座椅高度气压无级调节。

（4）训练的起始位置可以 10°每档调节，配有助力足踏板，训练时可以提供助力。

2.治疗作用

（1）运动方面：增强上肢的屈伸肘关节能力，促进患侧分离活动；同时也可训练上肢的关节活动度。

（2）肌力方面：增加背部和上臂肌肉，如背阔肌、斜方肌、肱二头肌等；胸部和背部的肌肉，如胸大肌、胸小肌、背阔肌、斜方肌等的肌肉力量。

（3）躯体方面：供中枢神经系统功能障碍患者进行视觉生物反馈力量训练，进行上肢屈曲伸展运动，以改善上肢粗大动作的协调性。

（4）心理方面：增强患者的心理获得感，帮助患者重拾康复信心。

3.训练前提

（1）运动方面：患者坐位平衡达到二级。

（2）认知方面：患者可理解治疗师的要求，充分配合及完成动作。

在整个训练过程中脊椎直立在座椅背上，并且颈椎处在中间位置，头部不能向前倾斜。膝关节与髋部应该呈 90°角，同时足应接触地面（座椅高度能够根据使用者高度进行调节。可以使用座椅下面的控制气囊开关的倾斜杆进行调节。非常矮小或高大的患者需要使用非正常的角度。通过踩足踏板，可以使配重片升高，手臂调节杆也会处在舒适的起始位置。在调节完毕所有的项目后，还需要踩动足踏板缓慢降低配重片）。

4.技术操作规范

（1）患侧上肢 Brunnstrom 分级Ⅲ期，此时患者共同运动明显且肘关节控制较差。

坐姿同上，训练方法：患者做划船运动（训练的起始位置为 1°~3°，或可根据患者调节），此时肱三头肌为主动肌，肱二头肌为拮抗肌，双手分别握住推把手，若患者的患侧手不能抓握，则用绷带将手固定在推把手上，治疗师站在患者患侧，一只手固定患者肩关节（防止患者用躯干代偿），另一只手固定肘关节，给予肘关节一个支点，同时口令指导患者双臂同时进行（切记此项运动应以组为训练单位，根据患者情况确定组数，如 10 个为一组、12 个为一组等），此阶段上肢具有一定肌张力或为痉挛期，训练前后可通过手法牵伸一段时间以降低上肢和手指屈肌张力。采用抗痉挛模式进行训练。

（2）患侧上肢 Brunnstrom 分级Ⅳ期及以上，患者肘关节功能较好，此时要求患者独立进行训练。

坐姿同上，训练方法：

1）肱三头肌为主动肌，肱二头肌为拮抗肌（训练的起始位置为 1°~3°，或可根据患者调节）：患者双手分别握住推把手（若患者患侧手不能抓握，可用绷带固定），脊椎直立在座椅背上，并且颈椎处在中间位置，头部不能向前倾斜。双臂向前推动（注意患者姿势）。

2）肱二头肌为主动肌，肱三头肌为拮抗肌（训练的起始位置为 8°~10°，或可根据患者调节）：患者双手分别握住推把手（若患者患侧手不能抓握，可用绷带固定）患者脊椎直立在座椅背上，并且颈椎处在中间位置，头部不能向前倾斜。双臂向后划动（注意患者姿势）。

注意：以上训练都以组为训练单位，训练阻力从患者实际情况考虑，全程需要治疗师或家属监护。

（3）肌肉力量弱、协调性功能差、耐力差、心肺功能差及帕金森患者训练同偏瘫患者上肢 Brunnstrom 分级Ⅳ期及以上的训练方法。

（4）对于关节受限及肩部有疼痛的患者，应调节好训练的起始位置与阻力，根据训练的时间逐步扩大范围，训练方法同Brunnstrom 分级Ⅳ期及以上。

5.注意事项

（1）维持双上肢平衡达到全关节范围的活动，防止代偿。

（2）全过程在无痛的条件下进行，出现疼痛，应立即调整。

（3）对于髋关节存在外旋的患者，先予以口头提示，无法控制者用弹力绷带从膝关节上方束起，帮助固定。

（4）要求患者熟练掌握动作要领，姿势标准。

（5）要求患者全程注意力集中，控制速度，尽量将每个动作放慢速度。

6.禁忌证

骨骼不稳定者；严重挛缩者；有开放性皮肤损伤；循环系统问题或心脏禁忌证；疾病急性期；严重认知障碍；下肢严重血管病变；需卧床或制动者：近期关节损伤、关节置换术后、近期韧带重建、近期髋或膝关节手术、关节僵硬、肌肉挛缩、肩部脱位、急性血栓形成、压疮、心率与血压异常患者。

二、弹力带治疗

1.适应证

手功能障碍患者。

2.技术操作规范

治疗带有多种弹力强度，选择不同强度的治疗带可进行分级别的抗阻力练习。

（1）腕伸肌肌力训练：将适当强度的治疗带套在手背，患侧腕关节背伸，健侧手施加相反方向的力，使弹力带拉伸。

（2）腕屈肌肌力训练：将适当强度的治疗带套在手掌，患侧腕关节掌曲，健侧手施加相反方向的力，使弹力带拉伸。

（3）拇伸肌、拇外展肌肌力训练：将弹力圈套在手指上，做拇指外展及伸拇训练。

（4）拇对掌肌肌力训练：将弹力圈套在患侧拇指上，做拇指与其余手指尖相对运动，健侧手拉住弹力圈另一端并给予适当相反的力。

（5）指伸肌肌力训练：将弹力圈分别套在拇指与示指、中指、环指或小指上（2~5指），同时伸两个手指。或者将弹力圈同时套在 5 个手指上，做伸指运动。

（6）骨间背侧肌肌力训练：将弹力圈分别套在 2~5 指每相邻的两个手指上，做分指运动。

（7）蚓状肌肌力训练：将弹力圈套在 2~5 指近节指骨上，做屈曲掌指关节运动，健侧手拉住弹力圈另一端并给予适当相反的力。

（8）指屈肌肌力训练：将弹力圈套在 2~5 指中节指骨上，做屈曲近端指间关节运动，健侧手拉住弹力圈另一端并给予适当相反的力。

三、滚筒作业活动训练

1.适应证

适用于偏瘫，可以独立维持坐位30分钟以上，并可以理解治疗师的要求，服从治疗师的指令，充分配合的患者。

2.技术操作规范

（1）要求治疗时，患者体位严格按标准摆放并维持。具体要求如下：

患者端坐于木质椅子上，两足与两肩同宽，双足对齐，屈髋屈膝90°，对于髋关节存在外旋的患者，先予以口头提示，无法控制者用弹力带帮助固定。躯干充分伸展。双上肢水平放于滚筒上，与躯干夹角为90°。每个动作开始前，患者双手交叉呈Bobath握手状态，患侧拇指在健侧拇指上方，双侧腕关节伸直，置于滚筒上，肘关节置于桌面上。

（2）动作开始，患者首先躯干前倾（腹直肌向心收缩、竖脊肌离心收缩。此过程中，治疗师的主要作用是帮助患者控制运动角度，防止躯干过度代偿），随后利用健侧上肢带动患肢完成肩关节屈曲（三角肌前束等前屈肌群向心收缩、背阔肌离心收缩。治疗师可一只手固定患者肩关节，另一只手固定患者肘关节，帮助患侧肢体运动，防止造成或加重肩关节半脱位），随后肘关节伸展（肱三头肌向心收缩、肱二头肌离心收缩。治疗师可辅助加以肱三头肌的促通），将滚筒推向前方。

（3）在健侧上肢协助下，训练患肢完成肩关节伸展（背阔肌向心收缩、三角肌前束等前屈肌群离心收缩，治疗师可一只手托住胸大肌，另一只手做背阔肌的促通），随后肘关节屈曲（肱二头肌向心收缩、肱三头肌离心收缩。对于上肢仍处于软瘫期的患者，治疗师可辅助加以肱二头肌的促通），最后躯干后伸（竖脊肌向心收缩，腹直肌离心收缩），回归端坐位，将滚筒退回原处。

3.技术升级与改造

对于部分功能较好或训练后需增加难度的患者，以及患侧旋前圆肌、指屈肌腱张力升高或腕关节活动受限的患者，需升级难度，进行改造。具体如下：

首先，躯干前倾，利用健侧上肢带动患肢完成肩关节屈曲-肘关节伸展-患侧前臂旋后-患侧腕关节背伸的动作。将滚筒推向前方。随后在健侧上肢的协助下，训练患肢完成肩关节伸展-肘关节屈曲-患侧前臂旋前-患侧腕关节掌屈，将滚筒推回原位。

4.注意事项

（1）全过程在无痛的条件下进行，出现疼痛，应立即调整。

（2）对于髋关节存在外旋的患者，先予以口头提示，无法控制者用弹力带从膝关节上方束起，帮助固定。

（3）要求患者熟练掌握动作要领，姿势标准。

（4）要求患者全程注意力集中，控制速度，尽量将每个动作放慢速度。

四、健侧带动患侧插木钉训练

1.运动特点

木钉板是训练上肢协调能力的器械，上面有空洞，可以插入木钉。

2.治疗作用

（1）运动方面：可以训练患者肩胛骨前伸、肩关节前屈、肘关节屈伸。

（2）躯体方面：对于平衡功能障碍、协调功能障碍、共济失调的患者，可改善患者躯干平衡、肢体协调及控制能力，还可提高手的抓握及对指能力。

（3）心理方面：增强患者的心理获得感，

帮助患者重拾康复信心。

3.训练前提

（1）运动方面：患者可独立维持坐位30分钟以上。

（2）认知方面：患者可理解治疗师的要求，充分配合及完成动作。

4.评估（标注：具体关节、肌肉名称）

（1）上肢各个关节活动度（肩、肘、腕关节）。

（2）上肢肌张力评定（肱二头肌、肱三头肌）。

（3）是否存在疼痛，如有则进行疼痛VAS评分。

（4）对于双侧肩胛下角高度不等的患者，记录双侧差值。

（5）坐位平衡三级评估。

（6）上肢 Fugl-Meyer 评分（用于长期对比）。

（7）偏瘫上肢分级评估（用于长期对比）。

5.环境要求

（1）尽量选择相对安静的治疗区，防止患者注意力分散。

（2）治疗时，患者体位严格按标准摆放并维持。

具体如下：患者端坐于木质椅子上，双足与两肩同宽，双足对齐，屈髋屈膝90°，对于髋关节外旋患者，先予以口头提示，无法控制者可用弹力带帮助双膝固定，肩肘腕呈水平线，每个动作开始前，患者双手交叉呈Bobath握手状态，患侧拇指在健侧拇指上方，木钉放于两掌之间夹住进行健手带动患手插木钉训练。

6.技术操作规范

（1）患侧上肢 Brunnstrom 分级Ⅰ~Ⅱ期，肌张力低下、上肢无主动活动。

1）动作开始，患者坐于木质椅上，双足与地面接触、与肩同宽，躯干及骨盆保持中立位（腹直肌、竖脊肌、背阔肌、臀大肌、髂腰肌等需等长收缩。此过程中，治疗师的主要作用是帮助患者控制运动角度，防止躯干过度代偿），随后肘关节伸直（肱三头肌向心收缩、肱二头肌离心收缩。治疗师可辅助加以肱三头肌的促通）。接着利用健侧上肢带动患肢完成肩关节前屈（胸大肌、三角肌前束等前屈肌群向心收缩、背阔肌离心收缩。治疗师可一只手固定患者肩关节，另一只手固定患者肘关节，帮助患侧肢体运动，防止造成或加重肩关节半脱位）。同时口令指导患者跟随上肢一起运动，将手上的木钉插入木板孔上（图7-6-1）。

此动作主要涉及肩关节的前屈（主动肌：三角肌前束、肱三头肌、喙肱肌、胸大肌。拮抗肌：背阔肌、肩胛下肌、大圆肌、三角肌后束）。

2）升级与改造：①当患者可以轻松达到要求时，可以增加插木钉的高度与距离（患者需躯干前倾才能完成此项活动，此时腹直肌向心收缩、竖脊肌离心收缩）；②当患者坐位平衡只达到一级时，可将木钉放在患者左右两侧，可根据患者能力调整距离，此时患者躯干需做旋转才能完成活动（主要肌肉为

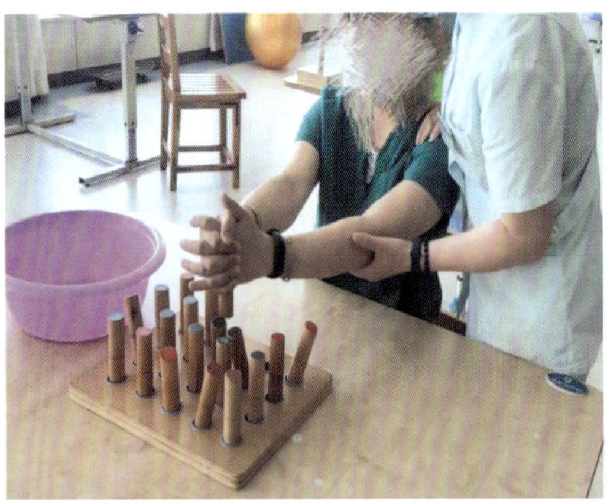

图7-6-1 健侧带动患侧插木钉训练（Brunnstrom 分级Ⅰ~Ⅱ期）。

腹内外斜肌)。

(2)患侧上肢 Brunnstrom 分级Ⅲ~Ⅳ期,患者肌张力增高,共同运动明显。

1)动作开始,患者坐于木质椅上,双足接触地面、与肩同宽,躯干及骨盆保持中立位(腹直肌、竖脊肌、背阔肌、臀大肌、髂腰肌等需等长收缩),此时患者健侧带动患侧肩部做前屈(胸大肌、三角肌前束等前屈肌群向心收缩、背阔肌离心收缩),肘部由屈到伸(肱三头肌向心收缩、肱二头肌离心收缩),同时将手上的木钉插入木板孔中。此过程中,治疗师需监督患者姿势,避免出现代偿及异常模式(图7-6-2)。

其过程主要涉及肩前屈(主动肌:三角肌前束、肱三头肌、喙肱肌、胸大肌。拮抗肌:背阔肌、肩胛下肌、大圆肌、三角肌后束)和肘伸展(主动肌:肱三头肌。拮抗肌:肱二头肌、肱肌、肱桡肌)。

2)升级与改造:当患者可以轻松达到要求时,可以增加插木钉的高度与距离(患者需躯干前倾才能完成此项活动,此时腹直肌向心收缩、竖脊肌离心收缩)。

(3)患侧上肢 Brunnstrom 分级Ⅳ~Ⅴ期,部分分离向全部分离过度,此时要求患者患手独立进行训练。

1)动作开始,患者坐于木质椅上,双足接触地面、与肩同宽,躯干及骨盆保持中立位(腹直肌、竖脊肌、背阔肌、臀大肌、髂腰肌等需等长收缩),此时患者患侧肩部做前屈(胸大肌、三角肌前束等前屈肌群向心收缩、背阔肌离心收缩),肘部由屈到伸(肱三头肌向心收缩、肱二头肌离心收缩),同时将手上的木钉插入木钉孔中。此过程中,治疗师一只手固定患者肩关节,另一只手固定患者肘关节,帮助患侧肢体运动,避免出现代偿及异常模式(图7-6-3)。

其过程主要涉及肩前屈(主动肌:三角肌前束、肱三头肌、喙肱肌、胸大肌。拮抗肌:背阔肌、肩胛下肌、大圆肌、三角肌后束)和肘伸展(主动肌:肱三头肌。拮抗肌:肱二头肌、肱肌、肱桡肌)

2)升级与改造:当患者可单手插木钉时,治疗师可操控木钉,增加一定高度,让患者

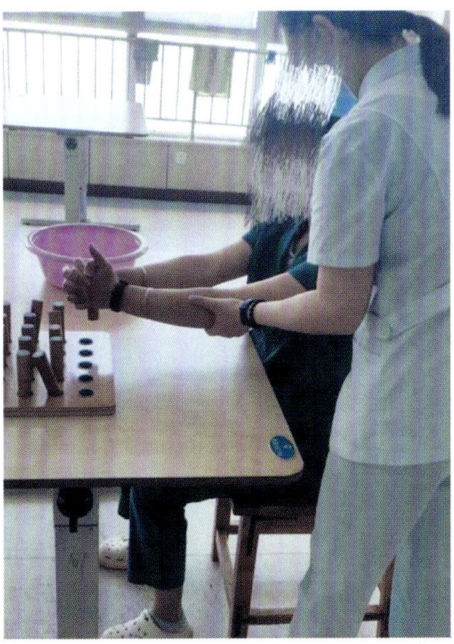

图7-6-2 健侧带动患侧插木钉训练(Brunnstrom 分级Ⅲ~Ⅳ期)。

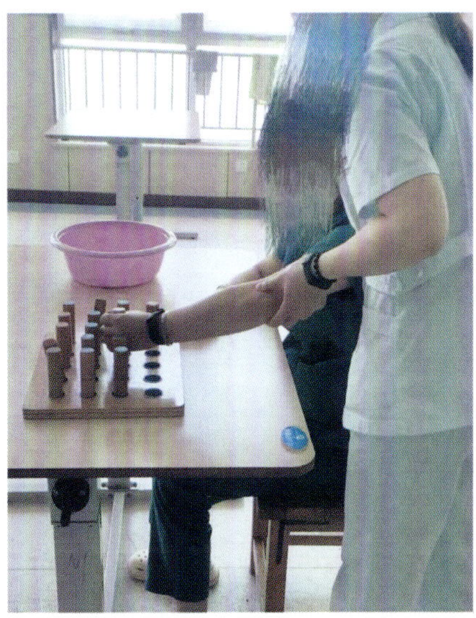

图7-6-3 健侧带动患侧插木钉训练(Brunnstrom 分级Ⅳ~Ⅴ期)。

患肢去拿治疗师手中木钉，再插入木钉孔中。

7.注意事项

（1）全过程在无痛的条件下进行，出现疼痛，应立即调整。

（2）对于髋关节存在外旋的患者，先予以口头提示，无法控制者用弹力带从膝关节上方束起，帮助固定。

（3）要求患者熟练掌握动作要领，姿势标准。

（4）要求患者全程注意力集中，控制速度，尽量将每个动作放慢速度。

五、健侧带动患侧套圈辅助训练

1.活动特点

木钉板是训练患者上肢协调功能的器械，上面有空洞，可以插入木钉。

2.治疗作用

（1）运动方面：可以训练患者肩胛骨前伸、肩关节前屈、肘关节屈伸。

（2）躯体方面：对于平衡功能障碍及共济失调的患者，可改善患者躯干平衡及控制能力。

（3）心理方面：增强患者的心理获得感，帮助患者重拾康复信心。

3.训练前提

（1）运动方面：患者可独立维持坐位30分钟以上。

（2）认知方面：患者可理解治疗师的要求，充分配合及完成动作。

4.评估（标注：具体关节、肌肉名称）

（1）上肢各个关节活动度（肩、肘、腕关节）。

（2）上肢肌张力评定（肱二头肌、肱三头肌）。

（3）是否存在疼痛，如有则进行疼痛VAS评分。

（4）对于双侧肩胛下角高度不等的患者，记录双侧差值。

（5）坐位平衡三级评估。

（6）上肢Fugl-Meyer评分（用于长期对比）。

（7）偏瘫上肢分级评估（用于长期对比）。

5.环境要求

（1）尽量选择相对安静的治疗区，防止患者注意力分散。

（2）治疗时，患者体位严格按标准摆放并维持。

具体如下：患者端坐于木质椅子上，双足与两肩同宽，双足对齐，屈髋屈膝90°，对于髋关节外旋患者，先予以口头提示，无法控制者可用弹力带帮助双膝固定，肩肘腕呈水平线，每个动作开始前，患者双手交叉成Bobath握手状态，患侧拇指在健侧拇指上方，进行健手带动患手拿圈。

6.技术操作规范

双手呈Bobath握手状态进行健手拿圈活动，在辅助套圈训练中治疗师一只手固定肩关节，另一只手固定肘关节帮助患者伸展，防止造成和加重肩关节半脱位，诱发肩关节主动运动及肩胛带不稳定性（牵拉背阔肌，肩关节前屈，肘关节屈伸，躯干旋转）。

7.技术升级与改造

对于部分功能较好或训练后需增加难度的患者，以及患侧肱二头肌、肱三头肌、指屈肌腱张力升高或腕关节活动受限的患者，需升级难度，对动作进行改造。具体如下：

首先，患者呈端坐位，利用健侧上肢带动患肢完成肩关节前屈-肘关节屈伸-患侧腕关节背伸的动作进行健手拿圈。随后在健侧上肢协助下，训练患肢完成肩关节前屈-肘关节屈伸-躯干旋转-患侧腕关节掌屈，将套圈放回原位。

8.注意事项

（1）维持双上肢平衡达到全关节范围的

活动，防止代偿。

（2）全过程在无痛的条件下进行，出现疼痛，应立即调整。

（3）对于髋关节存在外旋的患者，先予以口头提示，无法控制者用弹力带从膝关节上方束起，帮助固定。

（4）要求患者熟练掌握动作要领，姿势标准。

（5）要求患者全程注意力集中，控制速度，尽量将每个动作放慢速度。

六、控球作业活动训练（巴氏球）

1.适应证

适用于偏瘫、可以独立维持坐位30分钟以上，并可以理解治疗师的要求、服从治疗师的指令、充分配合的患者。

2.技术操作规范

治疗时，患者体位严格按标准摆放并维持，具体如下：患者端坐于木质椅子上，两足与两肩同宽，双足对齐，屈髋屈膝90°，对于髋关节外旋患者，先予以口头提示，无法控制者可用弹力带帮助双膝固定，肩肘腕呈水平线。

（1）患侧上肢Brunnstrom分级Ⅰ～Ⅱ期时，肌张力低下，及患者伴有肩关节半脱位。

操作方法：患者坐在治疗椅上，双手交叉呈Baboth握手状态，保持肘关节伸直，放在球上控制不动。治疗师协助调整姿势，口令指导患者尽最大可能将球推向前方，然后回到原来位置。抑制患者患侧肩后缩、肘屈曲，诱发患者训练肩关节前伸、肘伸展，改善躯干控制能力。

（2）患侧上肢Brunnstrom分级Ⅲ期，患者上肢屈肌痉挛，肘关节控制较差。

操作方法：患者坐在治疗椅上，治疗师立于患侧，根据患者功能情况予以适当的帮助。指导患者将患手放置于球上，尽最大可能将球推向前方，治疗师双手扶持患者肩关节，矫正异常姿势，同时患者还可以将健侧手放在膝关节上方，患侧手放置于球上，利用患肢肘关节的屈、伸，完成球的前后滚动。改善肩、肘控制能力，促进分离运动。

3.注意事项

（1）全过程在无痛的条件下进行，出现疼痛，应立即调整。

（2）对于髋关节存在外旋的患者，先予以口头提示，无法控制者用弹力带从膝关节上方束起，帮助固定。

（3）要求患者熟练掌握动作要领，姿势标准。

（4）要求患者全程注意力集中，控制速度，尽量将每个动作放慢速度。

七、控球作业活动训练

1.适应证

适用于偏瘫、可以独立维持坐位30分钟以上，并可以理解治疗师的要求、服从治疗师的指令、充分配合的患者。

2.技术操作规范

治疗时，患者体位严格按标准摆放并维持，具体如下：患者端坐于木质椅子上，双足与两肩同宽，双足对齐，屈髋屈膝90°，对于髋关节外旋患者，先予以口头提示，无法控制者可用弹力带帮助双膝固定，肩肘腕呈水平线。

（1）患侧上肢Brunnstrom分级Ⅰ～Ⅱ期，肌张力低下，以及患者伴有肩关节半脱位。

操作方法：患者坐在治疗台前，患手放在球上控制不动。治疗师协助调整姿势，使肩胛骨尽量外展、上肢前伸、两侧肩呈水平状态。改善肩胛带的弛缓状态，训练上肢近端的控制功能，抑制远端痉挛。

技术升级与改造：在上述基础上，固定远端，让患者肩关节前伸，强化肩部控制能力。

（2）患侧上肢 Brunnstrom 分级Ⅲ期，患者上肢屈肌痉挛，肘关节控制较差。

操作方法：患者坐在治疗台前，患手放在球上控制不动。治疗师口令指导患者使肘关节屈伸，移动时手不能从球上掉落下来，训练患者肘关节的控制能力，促进上肢的分离活动。

3.注意事项

（1）全过程在无痛的条件下进行，出现疼痛，应立即调整。

（2）对于髋关节存在外旋的患者，先予以口头提示，无法控制者用弹力带从膝关节上方束起，帮助固定。

（3）要求患者熟练掌握动作要领，姿势标准。

（4）要求患者全程注意力集中，控制速度，尽量将每个动作放慢速度。

八、水平式磨砂板作业活动训练

1.适应证

适用于偏瘫、坐位平衡二级且可独立维持坐位 30 分钟以上，并可以理解治疗师的要求、服从治疗师的指令、充分配合的患者。

2.技术操作规范

（1）要求治疗时，患者体位严格按标准摆放并维持。具体要求如下：

患者端坐于木质椅子上，双足与两肩同宽，双足对齐，屈髋屈膝 90°，对于髋关节存在外旋的患者，先予以口头提示，无法控制者用弹力带帮助固定。躯干充分伸展。双上肢肩关节轻度前屈，肘关节屈曲，双手置于水平式磨砂板的两端（患侧手抓握不能时，可用弹力带帮助固定），磨砂板置于板面最下方，凹槽对应在板面的轨道上。板面扬起的高度由患者具体情况确定（一般从 10°~20°开始，逐渐增大角度）。

（2）动作开始，患者首先躯干前倾（腹直肌向心收缩、竖脊肌离心收缩。此过程中，治疗师的主要作用是帮助患者控制运动角度，防止躯干过度代偿），接着利用健侧上肢协助患肢共同完成肩关节前屈（三角肌前束等前屈肌群向心收缩、背阔肌离心收缩。治疗师可处于患者后侧，控制患者双侧肩关节，防止健侧的过度代偿），然后肘关节伸展（肱三头肌向心收缩、肱二头肌离心收缩。治疗师可辅助加以肱三头肌的促通）。将水平式磨砂板推向斜上方。

（3）在健侧上肢协助下，训练患肢完成肩关节伸展（背阔肌向心收缩、三角肌前束等前屈肌群离心收缩，治疗师可一只手托住胸大肌，另一只手做背阔肌的促通），随后肘关节屈曲（肱二头肌向心收缩、肱三头肌离心收缩。治疗师可一只手固定患者肩关节，另一只手固定患者肘关节，防止肩关节与板面底部发生摩擦而出现擦伤），最后躯干后伸（竖脊肌向心收缩、腹直肌离心收缩），回归端坐位，将水平式磨砂板推回原处。

3.技术升级与改造

对于部分功能较差的患者可以先在 OT 桌上水平训练，对于肩关节活动受限的患者，可以调高板面的角度，并让患者在最高点维持 30 秒，操作规范其余不变。

4.注意事项

（1）全过程在无痛的条件下进行，出现疼痛，应立即调整。

（2）对于髋关节存在外旋的患者，先予以口头提示，无法控制者用弹力带从膝关节上方束起，帮助固定。

（3）要求患者熟练掌握动作要领，姿势标准。

（4）要求患者全程注意力集中，控制速度，尽量将每个动作放慢速度。

九、立式磨砂板作业活动训练

1.运动特点

磨砂板及磨具是供患者模仿木工磨砂

作业进行上肢功能训练的器械。由台板（木质）、磨具（木质）及台架（钢或木质）组成。偏瘫患者可用健肢带动患肢完成以下动作：肩关节屈曲–肘关节伸展，将立式磨砂板推向前方。肩关节伸展–肘关节屈曲，将磨砂板推回原位。患侧上肢也可独立进行。

2.治疗作用

（1）运动方面：增强上肢的屈伸肘关节能力，促进患侧分离活动；同时也可训练上肢的关节活动度。

（2）躯体方面：供中枢神经系统功能障碍的患者模仿木工用砂纸磨木板的动作，进行上肢伸展运动，以改善上肢粗大动作的协调性。

（3）心理方面：增强患者的心理获得感，帮助患者重拾康复信心。

3.训练前提

（1）运动方面：患者可独立维持坐位30分钟以上。

（2）认知方面：患者可理解治疗师的要求、充分配合及完成动作。

4.评估

（1）上肢各个关节活动度（肩、肘、腕关节）。

（2）上肢肌张力评估（肱二头肌、肱三头肌）。

（3）是否存在疼痛，如有则进行疼痛VAS评分。

（4）对于双侧肩胛下角高度不等的患者，记录双侧差值。

（5）坐位平衡三级评估。

（6）上肢Fugl–Meyer评分（用于长期对比）。

（7）偏瘫上肢分级评估（用于长期对比）。

5.环境要求

（1）尽量选择相对安静的治疗区，防止患者注意力分散。

（2）治疗时，患者体位严格按标准摆放并维持。

具体如下：患者端坐于木质椅子上，双足与两肩同宽，双足对齐，屈髋屈膝90°，对于髋关节外旋患者，先予以口头提示，无法控制者可用弹力带帮助双膝固定。

6.技术操作规范

（1）患侧上肢Brunnstrom分级Ⅰ期，肌张力低下，上肢无主动活动。

1）患者坐于木质椅上，双足接触地面、与肩同宽，躯干及骨盆保持中立位（腹直肌、竖脊肌、背阔肌、臀大肌、髂腰肌等需等长收缩）。然后用患侧手握住板上木柱，健侧手固定患侧手用力向前推，完成肩关节屈曲（胸大肌、三角肌前束等前屈肌群向心收缩、背阔肌离心收缩）、肘关节伸展（肱三头肌向心收缩、肱二头肌离心收缩）的运动。治疗师站在患侧给予肱三头肌拍打，嘱患者推磨砂板，调整患者姿势以避免前后屈伸躯干代偿。最后在健侧肢体的协助下，让患者完成肩关节伸展（背阔肌等后伸肌群向心收缩，三角肌前束、肱三头肌等离心收缩）–肘关节屈曲（肱二头肌向心收缩、肱三头肌离心收缩），将磨砂板推回原位。若患者握力不够可用弹力带固定患侧手。治疗师可一只手固定患者肩关节，另一只手固定患者肘关节，帮助患侧肢体运动，防止造成或加重肩关节半脱位。

此动作主要涉及肩关节的前屈（主动肌：三角肌前束、肱三头肌、喙肱肌、胸大肌。拮抗肌：背阔肌、肩胛下肌、大圆肌、三角肌后束）及后伸（主动肌：背阔肌、肩胛下肌、大圆肌、三角肌后束。拮抗肌：三角肌前束、肱三头肌、喙肱肌、胸大肌）、肘伸展（主动肌：肱三头肌。拮抗肌：肱二头肌、肱肌、肱桡肌）时屈曲（主动肌：肱二头肌、肱肌、肱桡肌。拮抗肌：肱三头肌）。

2）升级与改造：当患者可以轻松达到要

求时，可以增加难度，改变斜面高度、在磨砂板上加沙袋或在磨具木板底面加不同粒度的砂纸，给予患者抗阻训练。

（2）患侧上肢 Brunnstrom 分级Ⅱ~Ⅲ期，患者肌张力增高，共同运动明显。

1）坐姿同 1 期，训练方法同 1 期，此阶段上肢具有一定肌张力或为痉挛期，训练前可通过手法牵伸一段时间以降低上肢和手指屈肌张力。采用抗痉挛模式进行训练。

2）升级与改造：①若患者手指具有一定抓握能力，可诱导患者单手进行立式磨砂板训练，治疗师可一只手固定患者肩关节，另一只手固定患者肘关节，帮助患侧肢体运动；②也可通过改变斜面高度，增加难度。

（3）患侧上肢 Brunnstrom 分级Ⅳ~Ⅴ期及以上，部分分离向全部分离过度，此时要求患者患侧上肢独立进行训练。

1）坐姿同 1 期，此时患者手指具有一定的抓握能力，上肢具有部分分离能力，患者用患侧手握住板上木柱，用力向前推，完成以下动作：肩关节屈曲（胸大肌、三角肌前束等前屈肌群向心收缩、背阔肌离心收缩）-肘关节伸展（肱三头肌向心收缩、肱二头肌离心收缩），将立式磨砂板推向前方。肩关节伸展（背阔肌等后伸肌群向心收缩，三角肌前束、肱三头肌等离心收缩）-肘关节屈曲（肱二头肌向心收缩、肱三头肌离心收缩），将立式磨砂板推回原位。反复进行即可。治疗师站在患者患侧调整患者姿势以避免前后屈伸躯干代偿。注意患者向前推磨砂板时沿直线进行。

此动作主要涉及肩关节的前屈（主动肌：三角肌前束、肱三头肌、喙肱肌、胸大肌。拮抗肌：背阔肌、肩胛下肌、大圆肌、三角肌后束）及后伸（主动肌：背阔肌、肩胛下肌、大圆肌、三角肌后束。拮抗肌：三角肌前束、肱三头肌、喙肱肌、胸大肌）、肘伸展（主动肌：肱三头肌。拮抗肌：肱二头肌、肱肌、肱桡肌）肘屈曲（主动肌：肱二头肌、肱肌、肱桡肌、拮抗肌：肱三头肌）。

2）升级与改造：①改变斜面高度，增加难度、在磨砂板上加沙袋或在磨具木板底面加不同粒度的砂纸，给予患者抗阻训练；②改变肩运动方向，如将推移方向由肩内收位逐渐向肩外展位移动（垂直位磨砂板）或在斜面推移磨砂板（通过改变斜面高度增加难度）。

7.注意事项

（1）维持双上肢平衡以达到全关节范围的活动，防止代偿。

（2）全过程在无痛的条件下进行，出现疼痛，应立即调整。

（3）对于髋关节存在外旋的患者，先予以口头提示，无法控制者用弹力带从膝关节上方束起，帮助固定。

（4）要求患者熟练掌握动作要领，姿势标准。

（5）要求患者全程注意力集中，控制速度，尽量将每个动作放慢速度。

十、拧螺丝作业活动训练

1.适应证

适用于偏瘫、Brunnsrtom 分期上肢在Ⅲ期以上，手为Ⅴ、Ⅵ期，可以独立维持坐位 30 分钟以上，并可以理解治疗师的要求，服从治疗师的指令，充分配合的患者。

2.技术操作规范

（1）要求治疗时，除活动部位外，患者体位严格按标准摆放并维持。具体要求如下：

患者端坐于木质椅子上，双足与两肩同宽，双足对齐并充分接触地面，屈髋屈膝90°，对于髋关节存在外旋的患者，先予以口头提示，无法控制者用弹力带帮助固定。躯干充分伸展。健侧上肢放松后轻放于桌面，患侧肩关节放松，肘关节处于桌面上，患侧手轻放于螺丝板上。

(2)动作开始后

1)首先患者躯干始终维持伸展状态(腹直肌、竖脊肌均等长收缩,以维持躯干的稳定。此过程中,治疗师的主要作用是监督患者,防止躯干过度代偿)。

2)用患侧拇指、示指和中指3指捏持(此过程中,指屈肌群向心收缩、指伸肌群离心收缩)。

3)利用手指的活动旋转并转动螺丝(此过程中,治疗师的主要作用是监督患者,防止肩关节、前臂及手腕过度代偿)。

3.技术升级与改造

对于部分功能较好或训练后需增加难度的患者,需升级难度,进行改造。具体如下:

将螺丝板放置于高床上或固定在较高处的墙上(具体视患者身高决定,一般位于肩关节水平处到向下10cm之间)。患者转换为站立位,双足与两肩同宽,双足对齐,躯干充分伸展,肩关节前屈90°后进行操作,训练患者站立位下肩肘腕手的协调性。

4.注意事项

(1)要求患者熟练掌握动作要领,全程注意力集中,姿势标准,控制匀速进行,尽可能减小其他关节的代偿。

(2)全过程在无痛的条件下进行,出现疼痛,应立即调整。

(3)对于髋关节存在外旋的患者,先予以口头提示,无法控制者用弹力带从膝关节上方束起,帮助固定。

十一、患者注意力评估与训练

1.评估

注意力障碍的评估主要通过神经心理学测试,对患者注意力的选择性和持续性、转移的灵活性等方面进行评估。

(1)划消测试:常用于检测注意力的一种心理学测试,有不同类型的划消测试,如数字、字母或符号的划消等。字母划消,即在每行中有52个英文字母,共6行,每行有18个要划消的字母,随机地分散在每行字母中,要求患者尽快将目标字母划掉。根据速度、错误数和漏数评分(图7-6-4和图7-6-5)。

(2)同步听觉系列加法测试:检查注意力和记忆力。测试时要求患者将60对随机数字做加法。例如,主试者呈现下列数字“2-8-6-1-9……”,患者在“8”后面即开始做加法,即将后面一个数字加上前面的数字并将答案写下,正确答案为“10-14-7-10”。

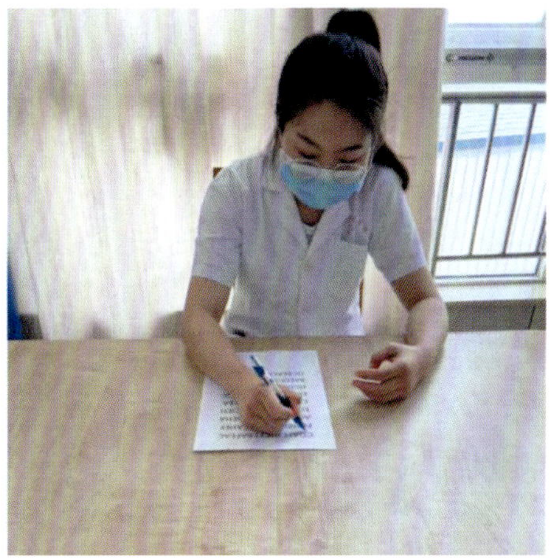

图7-6-4 划消测试准备。

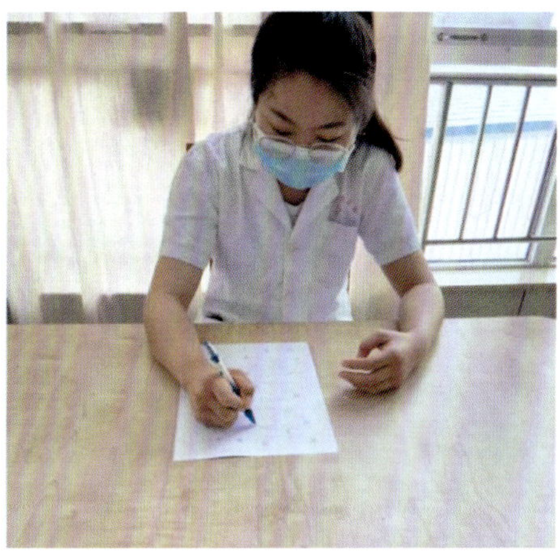

图7-6-5 划消测试。

(3)连线测试,检测注意力和运动速度。包括两种类型:①一张纸上画有25个小圆圈,并标上数字1~25,要求患者尽快将数字按顺序用直线连接;②一张纸上写有1~13的数字,另外还写有A~L的字母,要求患者尽快将数字与字母对应连接起来,即1-A、2-B……。通过完成的时间评分。一般认为①型主要反映右大脑半球的功能,是反映较为原始的知觉运动速度。②型反映左半球的功能,它除了知觉运动速度外,还包括概念和注意力转换的能力。

(4)数字的倒背与顺背测试。

(5)持续性操作测试是一系列的刺激或对刺激的随机快速呈现,要求患者对指定目标进行反应。可分为视觉持续性操作测试和听觉持续性操作测验,测试结果用漏报数来表示。反映患者的持续性注意力。

(6)日常专注力测试如通过不同的声音辨别、指定一组数字进行记忆等。

2.信息处理训练

(1)兴趣法:发现并应用患者感兴趣的事物并用熟悉的活动刺激注意力。

(2)示范法:示范希望患者做的活动,并用语言提示,以多种感觉方式将希望的活动展现在患者眼前,这样有助于患者知晓其集中注意的信息。如套圈、拧螺丝等(图7-6-6和图7-6-7)。

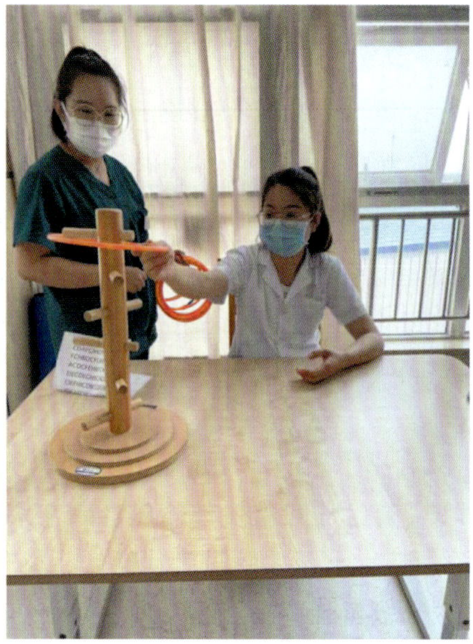

图7-6-6 套圈。

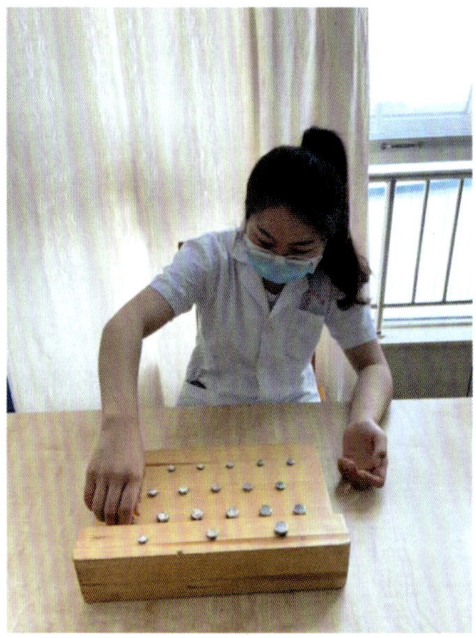

图7-6-7 拧螺丝。

(3)奖赏法:用言语称赞或其他强化刺激增加所希望的注意行为出现的频率和持续的时间,希望的注意反应出现之后,立即给予奖励。

3.以技能为基础的训练

以技能为基础的训练不仅要集中注意力,还需要一些理解力、判断力。包括:猜测游戏、删除作业、时间感、数目顺序。

4.分类训练

分类训练的目的是提高患者不同难度的注意力。操作方式多为纸笔练习,要求患者按指示完成纸上练习。其内容可分为连续性、选择性、交替性及分别注意训练。

5.注意事项

(1)每次训练前,在给予口令、建议、提供信息或改变活动时,应确认患者有注意力;

如果可能，要求重复治疗师说过的话语。

(2)应用功能性活动治疗。在丰富多彩的生活活动中，提高注意能力与应变能力。

(3)避免干扰。运用环境影响活动执念的概念，治疗首先在一个安静、不易引起注意力分散的环境下进行，逐渐转移到接近正常和正常的环境中进行。

(4)当患者注意力改善时，逐渐增加治疗时间和任务难度。

(5)教会患者主动地观察周围环境，识别引起潜在精神不集中的因素。

(6)强调按活动顺序完成每个步骤，并准确地解释为什么这样做。

(7)与患者家属一起制订目标，实施训练计划。鼓励家属参与训练，鼓励他们在非治疗时间应用训练时所学的技巧督促患者。

十二、肩关节松动术

1.适应证

任何由于力学因素(非神经性)引起的功能障碍，包括肌肉疼痛；可逆性关节活动降低；进行性关节活动受限；功能性关节制动。

2.禁忌证

关节活动过度、外伤或疾病引起的关节肿胀(渗出物增加)、关节炎症、恶性疾病以及未愈合的骨折。

3.技术操作规范

(1)分离牵引：一般松动，缓解疼痛。治疗者站在仰卧位患者的患侧，一只手托住上臂远端及肘部，另一只手四指放在腋窝下肱骨头内侧，拇指放在腋前，向外侧持续推肱骨，然后放松，重复3~5次。

(2)长轴牵引。患者取仰卧位，治疗师一只手托住腋窝位置，另一只手放在患者上臂远端及肘部向下牵拉肱骨。

(3)向头侧滑动。患者取仰卧位，双手自然平放。治疗者内侧手在下，外侧手在上，双手托住患者肱骨近端位置，向头部的方向牵拉肱骨。

(4)前屈向足侧滑动：增加肩前屈活动范围。患者取仰卧位，屈肘使上肢前屈90°，前臂自然下垂。治疗者双手分别从内侧和外侧握住肱骨近端，同时向足的方向牵拉肱骨。

(5)外展向足侧滑动：增加肩外展活动范围，患者取仰卧位(也可取坐位)上肢外展，治疗师一只手握住患者肘关节内侧，另一只手放在肱骨近端外侧，向足部方向推动肱骨。

(6)前后向滑动：增加肩前屈和内旋活动范围。患者取仰卧位，治疗师双手放在患者的肱骨头和肱骨近端的位置，由前向后转动肱骨。

(7)后前向滑动：增加肩后伸和外旋活动范围。患者取仰卧位，治疗师双手放在患者肱骨头后、肩部及肱骨近端的位置，由后向前转动肱骨。

(8)外展摆动：外展>90°时进一步增加外展活动范围。患者取仰卧位，肩外展至活动受限处，屈肘90°，前臂旋前。治疗师一只手从肩背部后方穿过，固定肩胛骨，手指放在肩上，以防耸肩的代偿作用。外侧手托住肘部，并使肩稍外旋和后伸，使肱骨在外展终点范围内摆动。

(9)侧方摆动：增加肩水平内收活动范围。患者取仰卧位，上肢前屈90°，屈肘，前臂自然下垂。治疗师一只手握住肱骨远端及肘部固定，另一只手握住肱骨近端内侧并向外侧推动肱骨。

(10)水平内收摆动：增加肩水平内收活动范围。患者取坐位，肩前屈90°，屈肘，前臂旋前，手放于另一侧肩上。治疗师一只手扶住患者肘部，另一只手拉住患者手指，向斜上方推动。

（11）后前向转动：增加肩内旋活动范围。患者取侧卧位，健侧在下，患侧在上，肩稍内旋，稍屈肘，前臂放在身后。

（12）内旋摆动：患者取仰卧位，肩外展90°，屈肘90°，前臂旋前。治疗师上方手握住肘窝部固定，下方手握住前臂远端及腕部，使前臂向床面运动，使肩内旋。也可以取坐位，肩外展90°，屈肘90°。治疗师内侧手握住肱骨远端固定，外侧手握住前臂远端及腕部，使前臂向下后摆动，使肩内旋。

（13）外旋摆动：增加肩外旋活动范围。患者取仰卧位，肩外展，屈肘90°。治疗师一只手放在肱骨头前固定肩部并稍向下加压，另一只手握住前臂远端及腕部，使前臂向床面运动，使肩外旋。

十三、肩关节滞空

滞空：在Bobath概念的治疗中，为使上下肢能够维持在空间位置，可使用自动提高近端的肩胛带或髋关节周围肌群动态稳定性的手法。这种手法被称为“滞空”。

图7-6-8是对左侧偏瘫患者使用滞空治疗的场景。对于脑卒中后遗症患者，使上下肢保持在空中的滞空能力出现困难，尤其是近端的肩胛带和骨盆不能保持在稳定位置，因此，如图所示，治疗师将偏瘫侧肩胛带和手作为关键点进行操作，通过诱导提高姿势张力，由此重新获得肩胛骨在胸廓上的稳定。在此基础上进一步使偏瘫侧上肢能够保持在空中，反之也需要让上肢体验缓慢地进行离心性收缩的同时向下方下降的过程。

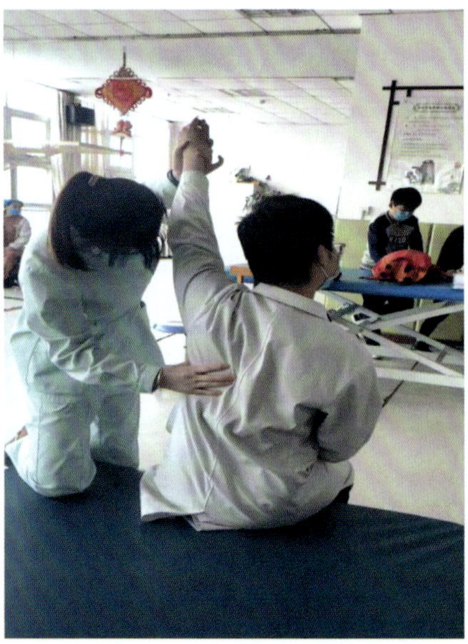

图7-6-8　左侧偏瘫患者滞空治疗。

这种肩胛骨的动态稳定发生于上肢够取运动开始前，具有让肩胛骨再次获得稳定的作用。如此看来，在开始运动之前已经具备全身姿势及重心位置调整的功能。这种功能被称为预备性先行性姿势调整功能。

十四、前锯肌激活

1.适应证

翼状肩、肩胛骨后缩患者。

2.肌肉位置

起点：第1~8肋骨外侧面。

止点：肩胛骨内侧缘及下角。

主要作用：使肩胛骨向前的神经支配为胸长神经（C5–7）。

3.技术操作规范

触诊：将手指平放在肩胛骨侧面的肋骨上，并上下移动，然后移动至胸前，在到达胸肌前停止，肌肉结构是内收型的，纤维呈对角线排列（图7–6–9）。

患者侧卧，需治疗侧向上，治疗师站在患者的胸前。将一只手放在患者肋骨的一侧，拇指放在第9肋上，其余手指放在肩胛骨上。深深按压，将拇指滑向肩胛骨，直至达到肩胛骨下角。将拇指向上移动1根肋骨，并重复这一过程，每次在肩胛骨的外侧缘稍向上。当遇到形成腋窝后缘的肌束时，用拇指向肩胛骨方向滑动按摩下面的肌肉（图7–6–10）。

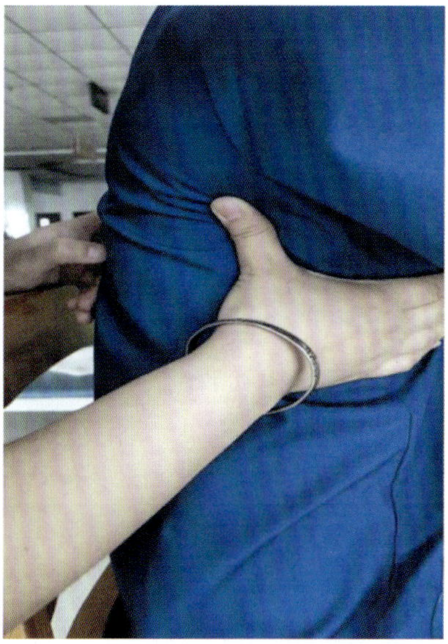

图7-6-9　前锯肌触诊起点。

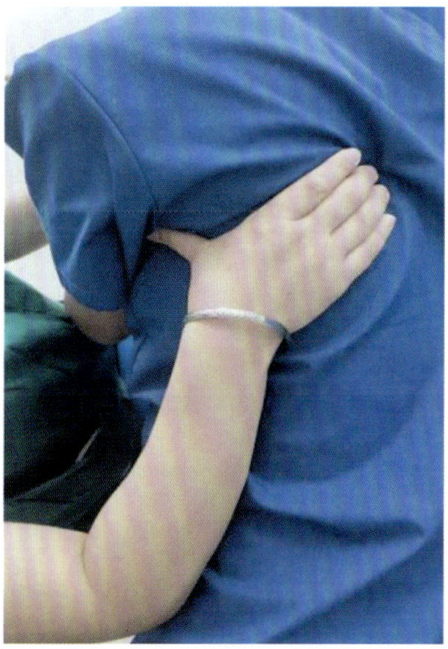

图7-6-10　前锯肌触诊止点。

十五、手腕及手指的肌力训练

肌力增强练习。患者运动能力恢复的同时应增加肌力和耐力训练。在开始进行肌力训练时，必须让患者按照接近全范围关节活动度和尽可能无痛的原则进行。从非抗阻力主动运动到轻微抗阻力主动运动，再到中度和重度抗阻力主动运动的循序渐进原则设计合理的治疗方案。

1.橡皮泥

（1）骨间肌肌力训练：将手指置入橡皮泥中进行外展、内收运动。

（2）蚓状肌和鱼际肌肌力训练：用手指将橡皮泥捏成圆锥体。

（3）手外肌肌力训练：将手指置入橡皮泥中进行屈指、伸指运动。不仅可以增强外在肌的肌力，同时也可以对所有手内肌进行训练。

2.变形球

变形球承受一定的外界压力后会变形并产生数目不等的类似葡萄样的小泡，受到的压力越大，产生的小泡越多，其趣味性较强。利用变形球可做全拳、勾拳、侧捏、三指捏、对掌等作业活动，改善手部小肌肉的肌力。训练时注意稳定腕关节。

3.弹力治疗带

弹力治疗带有多种弹力强度，选择不同强度的治疗带可进行分级别的抗阻力练习。

（1）腕伸肌肌力训练：将适当强度的治疗带套在手背，患侧腕关节背伸，健侧手施加相反方向的力，使弹力带拉伸(图7-6-11)。

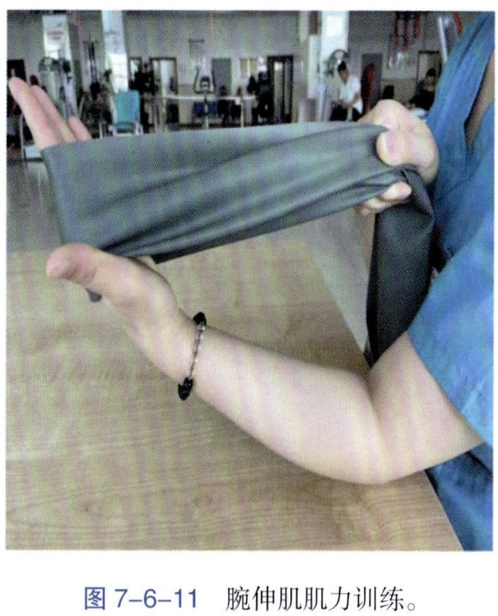

图7-6-11　腕伸肌肌力训练。

（2）腕屈肌肌力训练：将适当强度的治疗带套在手掌，患侧腕关节屈曲，健侧手施加相反方向的力，使弹力带拉伸（图 7–6–12）。

（3）拇伸肌、拇外展肌肌力训练：将弹力圈套在手指上，做拇指外展及伸拇训练（图7–6–13）。

（4）拇对掌肌肌力训练：将弹力带套在患侧拇指上，做拇指与其余手指尖相对运动，健侧手拉住弹力带另一端并给予适当相反的力（图 7–6–14）。

（5）指伸肌肌力训练：将弹力圈分别套在拇指与示指、中指、环指或小指上，同时伸两个手指。或者将弹力圈同时套在 5 个手指上，做伸指运动（图 7–6–15）。

（6）骨间背侧肌肌力训练：将弹力圈分别套在 2~5 指每相邻的两个手指上，做分指

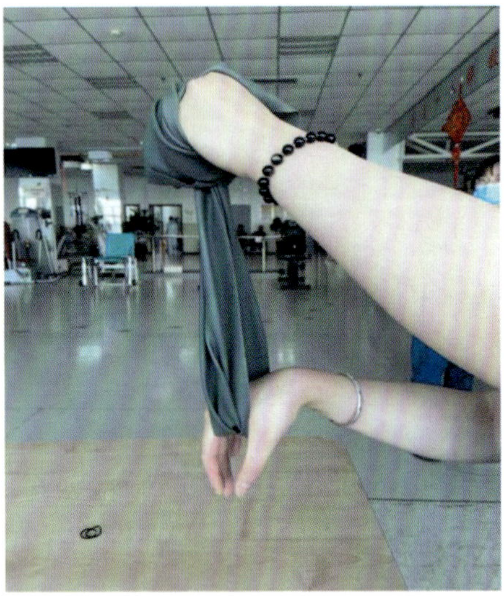

图 7–6–12　腕屈肌肌力训练。

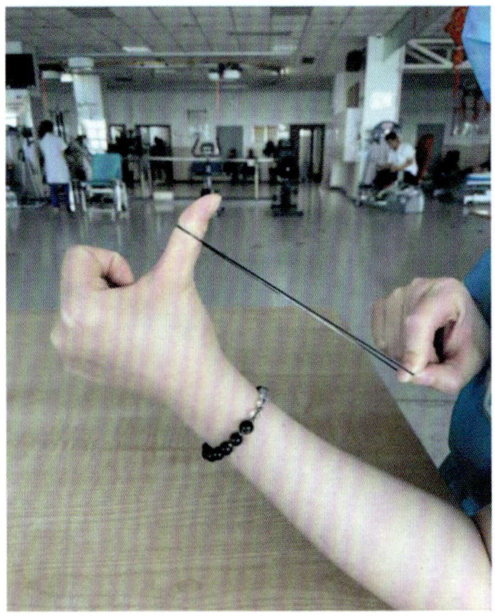

图 7–6–14　拇对掌肌肌力训练。

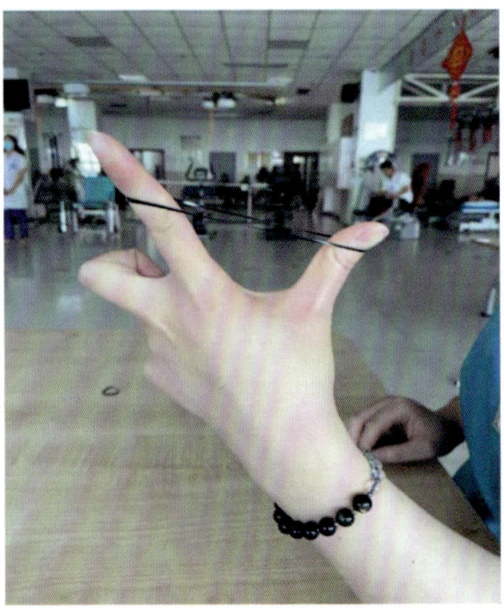

图 7–6–13　拇伸肌、拇外展肌肌力训练。

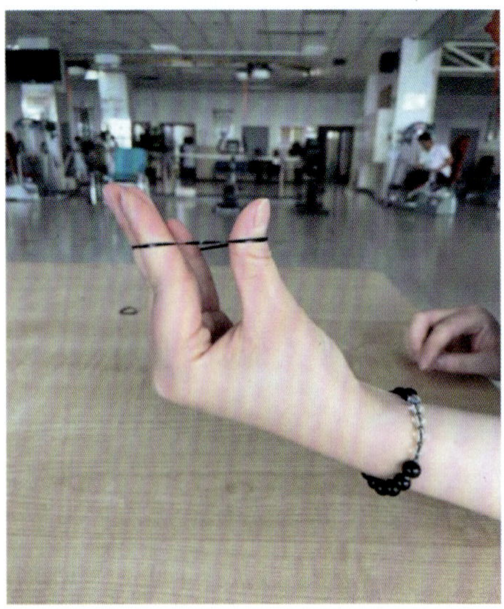

图 7–6–15　指伸肌肌力训练。

运动(图 7-6-16)。

(7)蚓状肌肌力训练:将弹力圈套在 2~5 指近节指骨上，做屈曲掌指关节运动,健侧手拉住弹力圈另一端并给予适当相反的力(图 7-6-17)。

(8)指屈肌肌力训练:将弹力圈套在 2~5 指中节指骨上，做屈曲近端指间关节运动,健侧手拉住弹力圈另一端并给予适当相反的力(图 7-6-18)。

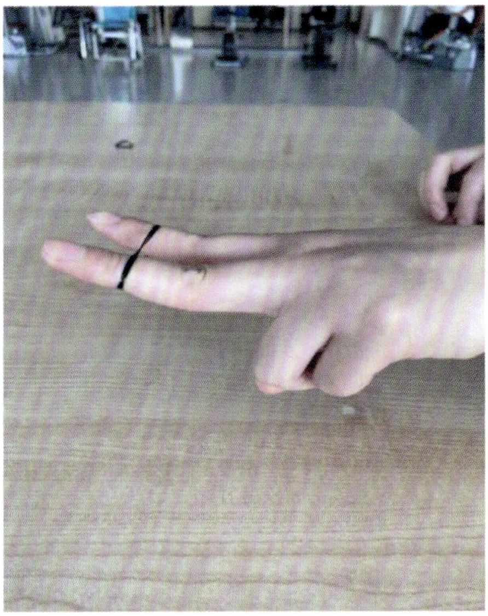

图 7-6-16　骨间背侧肌肌力训练。

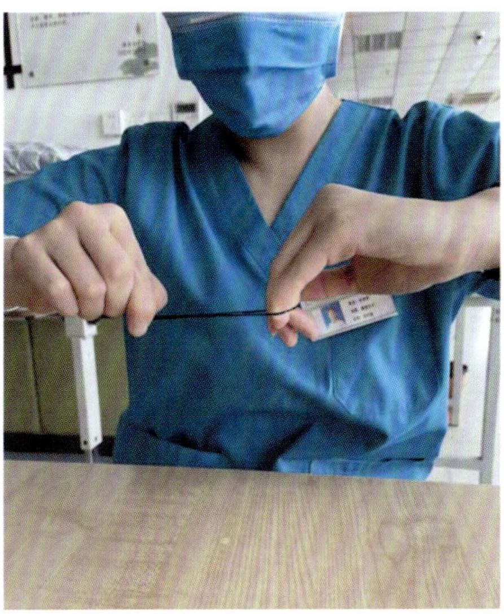

图 7-6-17　蚓状肌肌力训练。

十六、肱桡关节的牵引

1.分离牵引

作用:增加肱桡关节的活动范围,增加屈肘伸肘的活动范围。

患者体位:仰卧位或坐位,肩外展,屈肘,前臂中立位。

治疗师位置及操作手法:站或坐在患侧,上方手握住肱骨的远端,下方手握住前臂近端尺侧,上方手固定,下方手向外侧推动桡骨,做肱桡关节分离的动作。

2.长轴牵引

作用:增加肱桡关节的活动范围,增加屈肘伸肘的活动范围。

患者体位:仰卧位,肩外展,肘关节在伸肘活动受限处,前臂旋后。

治疗师位置及操作手法:站在外展上肢及躯干之间,内侧手握住肱骨远端,外侧手握住前臂远端桡侧,内侧手固定,外侧手沿

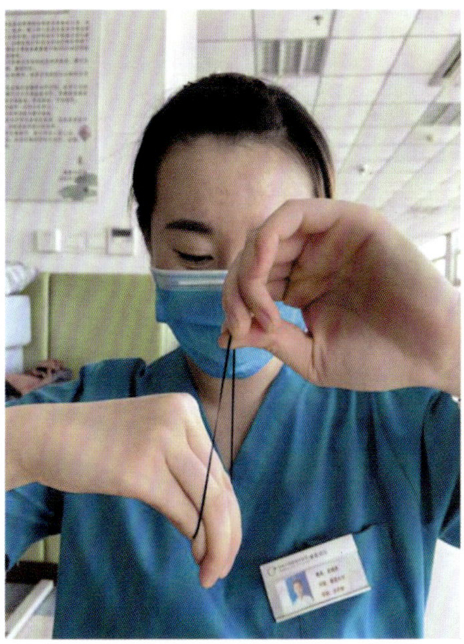

图 7-6-18　指屈肌肌力训练。

桡骨长轴向远端牵拉。

3.侧方摆动

作用:增加伸肘的活动范围。

患者体位:仰卧位或坐位,肩外展,屈肘,前臂中立位。

治疗师位置及操作手法:站或坐在患侧,上方手放在肱骨远端内侧,下方手握住前臂远端桡侧及腕部,上方手固定,下方手将前臂向尺侧摆动。

十七、前臂旋前圆肌松解

1.旋前圆肌

位于前臂掌侧面的外侧部皮下,为长而扁的梭状肌。

起点:浅侧头(肱骨部)起自肱骨内上髁屈肌总起点,深侧头(尺骨部)起自尺骨内侧尺骨冠状处。

止点:于桡骨外侧面的中部。

功能:可使前臂旋前(桡尺关节)。

2.旋后肌

包绕桡骨颈和体近侧部的后外侧面,位置较深。

起点:肱骨外上髁、尺骨。

止点:桡骨前面上 1/3 处。

功能:前臂旋后。

手法治疗:患者坐于木质椅上,双足着地,与肩同宽,躯干及骨盆保持中立位,治疗师站在患者对侧,握住患者手臂使掌面向上,将拇指置于前臂中央肘横纹远端,用力按压,如组织沿尺骨方向过肘横纹向近端滑动,拇指至其肱骨内上髁附着点。

3.前臂旋前和旋后肌群牵伸

牵伸目的:牵伸旋后肌群增加旋前活动范围;牵伸旋前肌群增加旋后活动范围。

患者体位:仰卧位或坐位,屈肘 90°。

治疗师的位置及操作手法:站在患者牵伸侧,上方手握住前臂远端掌侧,下方手握住肘肱骨。

牵伸手法:上方手握住前臂远端掌侧,做旋前或旋后动作至最大活动范围。牵伸桡骨围绕尺骨转,固定好肱骨防止发生肩关节内外旋代偿。

适应证:适用于各种原因导致的软组织挛缩、粘连或瘢痕形成,继发患者的关节活动范围降低和日常生活活动能力受限。

十八、桡尺关节近端松动

1.适应证

肘关节活动度受限。

2.动作分析

(1)长轴牵引

目的:一般松动。

患者体位:仰卧位或坐位,屈肘,前臂旋后。

治疗师位置及操作手法:站或坐在患侧,双手分别握住桡骨或尺骨的远端。一侧手固定,一侧手将桡骨或尺骨沿长轴牵引。

(2)前后向滑动

目的:增加前臂旋前的活动范围。

患者体位:仰卧位或坐位,伸肘,前臂旋后。

治疗师位置及操作手法:面向患者站或坐,双手分别握住桡骨和尺骨的近端,拇指在上,四指在下。一侧手固定尺骨,一侧手向背侧推动桡骨。

(3)后前向滑动

目的:增加前臂旋后活动范围。

患者体位:仰卧或坐位,肩稍外展,屈肘,前臂中立位。

治疗师位置及操作手法:面向患者站或坐,一侧手拇指或掌根部放在桡骨小头处,四指放在肘窝,另一侧手握住肘关节下方。

上方手向掌侧推桡骨小头。

(4)前臂转动

目的:增加前臂旋转活动范围。

患者体位:仰卧位或坐位,屈肘 90°,前臂中立位。

十九、上肢肱二头肌及肱三头肌的松解

1.适应证

适用于各种原因导致的软组织挛缩、粘连或瘢痕形成,继发患者的关节活动范围降低、肌肉张力增强和日常生活活动能力受限。

2.肌肉位置

(1)肱二头肌:位于上臂前面。有长、短两端。

起点:长端以长腱起自肩胛骨盂上结节,短端起自肩胛骨喙突。

止点:肌腱止于桡骨粗隆,腱膜止于前臂筋膜。

功能:近固定,使上臂在肩关节处屈曲(长端)。使前臂在肘关节处屈曲和旋外(前臂旋外位时,能充分发挥该肌力量)。远固定,使上臂向前臂靠拢。

(2)肱三头肌:位于上臂后面。有 3 个头:长端、外侧端、内侧端。

起点:长端起自肩胛骨盂下结节,外侧端起自肱骨体后面桡神经沟外上方,内侧端起自桡神经沟内下方。

止点:尺骨鹰嘴。

功能:近固定,使前臂在肘关节处牵伸,上臂在肩关节处牵伸(长端)。远固定,使上臂在肘关节处牵伸。

3.技术操作规范

(1)手法治疗:患者坐于木质椅上,双足着地,与肩同宽,躯干及骨盆保持中立位,治疗师坐在患者患侧旁,握住患者手臂使掌面向下,将拇指置于上肢肩关节肩胛骨外侧前方,用力按压组织沿肱骨方向向肘横纹处滑动,拇指置于桡骨粗隆附着点。四指置于肩胛骨外侧后方,用力按压组织沿肱骨后侧向肘关节处滑动,四指置于尺骨鹰嘴。

(2)上肢肱二头肌、肱三头肌肌群牵伸

牵伸目的:牵伸肱二头肌、肱三头肌增强上肢屈伸活动范围,缓解上肢张力、激活肌肉组织。

1)肱二头肌的牵伸

患者体位:仰卧位或坐位,上肢稍外展。

治疗师位置:站在患者牵伸侧,上方手放在肱骨近端,下方手握住前臂远端掌侧。

牵伸手法:外侧手被动牵伸肘关节至最大范围,以牵拉肱二头肌。

2)肱三头肌的牵伸

患者体位:仰卧位或坐位,上肢稍外展。

治疗师位置:站在患者牵伸侧,上方手握住前臂远端掌侧,下方手托住肘部。

牵伸方法:上方手被动屈曲肘关节至最大范围,以牵伸伸肘肌群。患者取坐位时,手置于颈后部,治疗师外侧手握住肘部向上牵伸,内侧手握住腕部向下牵伸。

3.作业

嘱患者双手同时持一小木棍,健侧带动患侧做上肢屈曲伸展动作,诱导主动运动,增大上肢屈曲伸展的活动范围。

二十、上肢减重下背阔肌及胸大肌的松解

1.适应证

适用于异状肩、肩关节僵硬、肌肉紧张。

2.肌肉位置

(1)胸大肌

起点:锁骨内侧半、胸骨、第 1~6 肋软骨。

止点:肱骨大结节嵴。

主要作用:内收、内旋及屈肩关节。

神经支配:胸外侧神经(C5-T1)、胸内侧

神经(C7–T1)。

(2)背阔肌

起点:下6个胸椎棘突、全部腰椎棘突、髂嵴。

止点:肱骨小结节嵴。

主要作用:肩关节后伸、内收及内旋。

神经支配:胸背神经(C6–8)。

3.技术操作规范

患者置于端坐位,前方放置OT桌或升降床,将患者双上肢置于OT桌或床上,治疗师站在患者肩旁,靠近头部位置,用拇指和前3个手指,抓住肱骨内侧的胸大肌,紧紧挤压肌肉直至放松,当肌肉舒展后,将拇指和其他手指移动到远离肩膀的位置,挤压并缓缓放松,继续此过程,随着肌肉走行的方向向更远处按压,对于乳房丰满的女性患者,当手指前方到达大部分乳房组织时,应该停止。

患者取端坐位,前方放置OT桌或升降床,治疗师站在其身后,面对待治疗的一侧腋窝,紧握形成腋窝后缘的背部肌束(背阔肌和大圆肌),压紧,用拇指探索该肌束的后方,按需要按压并保持直至缓解,用指尖探索肌束的前方,按需要按压并保持直至放松。

二十一、进食的要求及动作分析

当别人喂食时,不但失去进食的主动性、趣味性,而且也使其依赖性增加。因此,训练患者尽可能地独立进食十分重要。

1.基本要求

(1)最好在稳定的坐位且颈有良好支持的体位下完成进食,因为对称的直立坐姿有助于患者的吞咽。

(2)食物应该放在患者面前稳定的台面上。

(3)要清楚进食或饮水过程中呛咳的表现。如果持续发生,最好在每次饮水或经口进食训练前做详细的吞咽评估。

(4)必要时应提供进食的辅助设备,包括防掉垫、万能袖套、合适的勺筷、弯角调羹、防滑盘、有把手的杯子等。

(5)盛水至杯中使用电热水瓶比较容易且安全。用隔热杯可帮助延长注水的时间。

(6)对于卧床的患者,饮水时用有盖的小壶、小杯或吸管比较容易。

(7)当治疗师对吞咽困难患者提建议时,患者应知道如何将食物分类。

2.动作分析(障碍分类)

(1)单侧上肢或躯干功能障碍

1)准备食物。桌边坐稳,注意食物及餐具。

2)握住餐具、食物、饮料杯,健侧手拿起餐具。

3)将食物放进口中。把餐具放入有食物的碗/碟中,夹住食物,将食物送至口缘,张开口,将食物送入口中。

4)然后合上口,进行咀嚼和吞咽,并放下餐具。

(2)双上肢功能障碍

1)准备食物。桌子稍高,桌边坐稳,注意食物及餐具。

2)握住餐具、食物、饮料杯,用叉、勺代替筷子,抓握困难者使用辅助器具用双手拿杯子。

3)将食物放进口中。将肘关节置于较高的台面上以利于手到达口缘,将食物送入。

4)然后合上口,进行咀嚼和吞咽,并放下餐具。

(3)双上肢主、被动活动度受限

1)准备食物。桌边坐稳,注意食物及餐具。

2)握住餐具、食物、饮料杯,利用肌腱固定式抓握(腕关节伸展时手指屈肌紧张),拿起玻璃杯或食物。

3)肩、肘关节活动受限者可使用手柄加长或成角的勺、刀、叉,夹住食物。将食物送至口中。

4)然后合上嘴,进行咀嚼和吞咽,并放下餐具。

(4)双侧上肢协调障碍

1)准备食物。桌边坐稳,注意食物及餐具。

2)握住餐具、食物、饮料杯,躯干、肘、腕部置于桌上以保持上肢稳定,拿起餐具。

3)把食物放进口中。一侧上肢固定另一侧上肢,躯干、肘、腕部置于桌上以保持上肢稳定,夹住食物,将食物送入口中。

4)然后合上口,进行咀嚼和吞咽,并放下餐具。

二十二、偏瘫患者使用水杯训练

1.适应证

适用于偏瘫、坐位平衡一级以上,并可以理解治疗师的要求、服从治疗师的指令、充分配合的患者。

2.技术操作规范

治疗时,患者的体位严格按标准摆放并维持,具体如下:患者端坐于木质椅子上,双足与两肩同宽,双足对齐,屈髋屈膝 90°,对于髋关节外旋患者,先予以口头提示,无法控制者可用弹力带帮助双膝固定,肩肘腕呈水平线。

(1)患侧上肢 Brunnstrom 分级Ⅰ~Ⅱ期,肌张力低下,上肢无主动活动。

动作开始,患者双手交叉呈 Bobath 握手状态,患侧拇指在健侧拇指上方,水杯置于两掌之间夹住进行健侧手带动患侧手使用水杯。患者坐于木质椅上,双足着地,与肩同宽,躯干及骨盆保持中立位(腹直肌、竖脊肌、背阔肌、臀大肌、髂腰肌等需等长收缩。此过程中,治疗师的主要作用是帮助患者控制运动角度,防止躯干过度代偿),后肘关节伸展(肱三头肌向心收缩、肱二头肌离心收缩,治疗师可辅助加以肱三头肌的促通)。随后利用健侧上肢带动患肢完成肩关节前屈(胸大肌、三角肌前束等前屈肌群向心收缩、背阔肌离心收缩。治疗师口令指导患者跟随上肢一起运动,将手上的水杯拿起)。随后肩关节外展(三角肌中部纤维、冈上肌离心收缩),以及肩关节旋内(背阔肌、胸大肌、肩胛下肌、三角肌前部纤维向心收缩)、肘关节屈曲(肱三头肌离心收缩、肱二头肌向心收缩)、前臂旋前(旋前原肌向心收缩),将水杯送至口缘。

此动作主要涉及肩关节的前屈(主动肌:三角肌前束、肱三头肌、喙肱肌、胸大肌。拮抗肌:背阔肌、肩胛下肌、大圆肌、三角肌后束)、肩关节外展(主动肌:三角肌中段、冈上肌。拮抗肌:肩关节的内收肌肉群)、肩关节的旋内(主动肌:背阔肌、胸大肌、三角肌前部)。

(2)患侧上肢 Brunnstrom 分级Ⅲ~Ⅳ期,患者肌张力增强,共同运动明显。

动作开始,患者双手交叉呈 Bobath 握手状态,患侧拇指在健侧拇指上方,水杯置于两掌之间夹住进行健侧手带动患侧手使用水杯。患者坐于木质椅上,双足着地,与肩同宽,躯干及骨盆保持中立位(腹直肌、竖脊肌、背阔肌、臀大肌、髂腰肌等需等长收缩),此时患者健侧带动患侧肩部做前屈(胸大肌、三角肌前束等前屈肌群向心收缩、背阔肌离心收缩),肘由伸到屈(肱三头肌离心收缩、肱二头肌向心收缩)、肩关节外展(三角肌中部纤维、冈上肌离心收缩)、肩关节旋内(背阔肌、胸大肌、肩胛下肌、三角肌前部纤维向心收缩)、肘关节屈曲(肱三头肌离心收缩、肱二头肌向心收缩)、前臂旋前(旋前原肌向心收缩),将水杯送至口缘。此过程中,治疗师需监督患者姿势，避免出现代偿及异常模式。

其过程主要涉及肩前屈（主动肌：三角肌前束、肱三头肌、喙肱肌、胸大肌。拮抗肌：背阔肌、肩胛下肌、大圆肌、三角肌后束）、肩关节外展（主动肌：三角肌中段、冈上肌。拮抗肌：肩关节的内收肌肉群）、肩关节的旋内（主动肌：背阔肌、胸大肌、三角肌前部）、肘屈曲（主动肌：肱二头肌，肱肌，肱桡肌。拮抗肌：肱三头肌）。

（3）患侧上肢 Brunnstrom 分级Ⅳ～Ⅴ期，部分分离向全部分离过度，此时要求患者患侧手独立进行作业。

动作开始，患者坐于木质椅上，双足着地，与肩同宽，躯干及骨盆保持中立位（腹直肌、竖脊肌、背阔肌、臀大肌、髂腰肌等需等长收缩），此时患者患侧肩部做前屈（胸大肌、三角肌前束等前屈肌群向心收缩、背阔肌离心收缩）、肘由伸到屈（肱三头肌离心收缩、肱二头肌向心收缩）、肩关节外展（三角肌中部纤维、冈上肌离心收缩）、肩关节旋内（背阔肌、胸大肌、肩胛下肌、三角肌前部纤维向心收缩）、肘关节屈曲（肱三头肌离心收缩、肱二头肌向心收缩）、前臂旋前（旋前原肌向心收缩），将水杯送到口缘。此过程中，治疗师一只手固定患者肩关节，另一只手固定患者肘关节，帮助患侧肢体运动，避免出现代偿及异常模式。

其过程主要涉及肩前屈（主动肌：三角肌前束、肱三头肌、喙肱肌、胸大肌。拮抗肌：背阔肌、肩胛下肌、大圆肌、三角肌后束）、肩关节外展（主动肌：三角肌中段、冈上肌。拮抗肌：肩关节的内收肌肉群）、肩关节的旋内（主动肌：背阔肌、胸大肌、三角肌前部）、肘屈曲（主动肌：肱二头肌、肱肌、肱桡肌。拮抗肌：肱三头肌）、前臂旋前（主动肌：肱桡肌、旋前肌。拮抗肌：旋后肌）。

3.技术升级与改造

当患者可以轻松完成此动作时，可以改变水杯的重量、材质、直径的大小、高低等进行强化训练。

4.注意事项

（1）全过程在无痛的条件下进行，出现疼痛，应立即调整。

（2）对于髋关节存在外旋的患者，先予以口头提示，无法控制者用弹力带从膝关节上方束起，帮助固定。

（3）要求患者熟练掌握动作要领，姿势标准。

（4）要求患者全程注意力集中，控制速度，尽量将每个动作放慢速度。

第8章 中药饮片鉴别的形、色、气、味

第1节 中药饮片鉴别的目的和意义

中药饮片是中药材经加工炮制后使其成为可直接配方或制剂的药品，为了适应中药临床治病、防病及制药的需要，中药饮片有生品和制品之分，每种中药材的饮片规格少则一二种，多则四五种，由此可见，中药饮片品种繁多。如半夏，有生半夏、法半夏、姜半夏、清半夏、竹沥半夏、半夏曲等。

中药材大多来源于植物，特别是同科同属的植物，其器官形态相近，炮制后往往外表形态、颜色近似，不易区分，容易发生混淆，另外还经常出现假冒掺伪现象，给饮片的鉴别增加了难度，例如，用纸丝染色冒充西红花，用白苏子、野苏子冒充紫苏子，月季花当玫瑰花使用，苏木当降香使用等，所以鉴别中药饮片的品种真伪、优劣，掌握常用中药饮片的鉴别特征是中药师和中药调剂员的基本功，在目前这种市场环境下，是必须掌握的能力。

医院药学处于转型期，临床药学成为未来药学的一个发展方向，而且是重要的方向，但不管药学如何发展，保证药品供给、质量是医师、药师的责任。

第2节 中药饮片性状鉴别的方法

中药饮片鉴别的方法有基源鉴别、性状鉴别(微性状鉴别)、显微鉴别、理化鉴别、仪器鉴别。医疗单位品种多、流动快，因此，最适合的鉴别方法是性状鉴别，有制剂室的单位，可以配合进行水分、灰分、显微鉴别、薄层鉴别或红外指纹图谱等简单快捷、费用低的项目。当然，有条件的应对重点品种(使用量大、贵细饮片、容易出问题)进行全检。但对于医疗单位来说，最为可行的是基源和性状鉴别。

中药饮片的性状鉴别，实际上就是传统的经验鉴别，是用人的感官，采用看、尝、嗅、听、手摸及水试和火试等综合方法，主要内容包括形状、规格、大小、表面或切面颜色、特征、质地、折断现象、气味，主要工具有放大镜、紫外光灯等。它简便易行，不受场地限制即可进行，鉴别时可运用植物分类学、解剖学的理论知识进行鉴别。其具体方法如下。

(1)看外观，注意观察药材的外表特征，如表皮、颜色、形状、粗细、断面等。

(2)手摸。用手感受药材的软硬、轻重，疏松还是致密，光滑还是黏腻，细致还是粗糙，以此鉴别药材的好坏。

(3)口尝和鼻闻。药材的气味与其所含

的成分有关,鼻闻是比较重要的鉴别方法。

(4)特殊鉴别方法:水试和火试。有些药材放在水中,或用火烧灼会产生特殊的现象。

(5)特征性理化鉴别、特征性显微鉴别(典型品种天麻、川乌与草乌等)。

(6)全草类:主要根据花、果实、种子来鉴别真伪。

第3节 如何根据中药饮片的形、色、气、味对中药饮片进行鉴别

一、中药饮片的形状

中药饮片因其来源不同、植物器官不同及炮制方法不同,饮片的类型有多种,如圆片,有白芷、白芍、泽泻等;长方形片,如葛根、杜仲等;斜片如黄芪等;条片状,多为皮类药材及叶类药材,如丹皮、厚朴、枇杷叶等;段状片,多为草本类及细长枝条根,如荆芥、紫苏、党参、牛膝等;果实、种子一般为类圆球形,如五味子饮片;扁圆形如酸枣仁饮片;心形如苦杏仁饮片等;大者常切成类圆形片状,如木瓜饮片、槟榔饮片;蜈蚣呈扁平卵圆形;海马为马头蛇尾瓦楞身;云母呈片状(由层层片状叠合而成)等。

中药饮片形状的长短厚薄,是饮片规格、质量的一项重要的指标,《中国药典》一部有具体规定。一定要以《中国药典》标准为依据,对于超常饮片要存疑。

1.栀子和水栀子的比较(大小)

(1)栀子鉴别要点:呈长卵圆形,长1.5~3.5cm,直径1~1.5cm。表面为红黄色或棕红色,具6条翅状纵棱,棱间常有一条明显的纵脉纹,并有分枝。顶端残存萼片,基部稍尖,有残留果梗。果皮脆而薄,略有光泽。种子为深红色或红黄色,表面致密具细小疣状突起。

(2)水栀子鉴别要点:果实与栀子相似,尺寸较长、较大,长3~6cm,直径1.5~2cm。翅状纵棱较高,顶端宿萼较大,果皮较厚。种子为深黄带红色。

2.骨碎补(外观:扁、圆)

骨碎补鉴别要点:①叶两型(营养叶、孢子叶),烫后有残存的营养叶;②很扁(像鲫鱼);③毛多,不易脱落;④烫后的刺(须根痕)只分布在与叶相对的一侧。

中华槲蕨鉴别要点:皮内发青,圆形。

大叶骨碎补鉴别要点:维管束为半月形,较圆,毛多易脱落,烫后光滑。

3.连翘(表面特征)

连翘鉴别要点:呈长卵圆形,稍扁,长1.5~2.5cm,直径0.5~1.3cm。表面有不规则的纵皱纹及多数突起的小斑点(疣状突起),两面各有1条明显的纵沟。顶端锐尖,基部有小果梗或已脱落。青翘多不开裂,表面为绿褐色,突起的灰白色小斑点较少。

连翘劣品:系连翘幼果时采摘或脱落的幼果。

紫茉莉的果实:长0.8~1.5cm,直径0.3~0.6cm。两面各有1条突起的棱线,全体有细纵纹较光滑,顶端开裂外撇,种子多数细小。

4.高良姜(直径、环节的稀疏)

高良姜鉴别要点药材:①呈类圆柱形,直径0.5~1.5cm;②表面为棕红色至暗褐色,环节颜色明显浅于节间颜色;③气香浓烈,味辛辣;④饮片为0.2~0.4cm厚的斜切片,切面为淡棕色。

大高良姜鉴别要点：①呈类圆柱形，直径1.5~3cm；②表面为红棕色至棕褐色，环节颜色浅于节间颜色；③气香，味辛辣；④饮片为0.4~1cm厚的斜切片或纵切片，切面为淡黄棕色。

距花山姜鉴别要点：①类圆柱形，直径0.3~1.0cm；②表面为黄棕色，环节颜色与节间相近；③气微香，味微辛。

5.龙胆（断面特征）

龙胆鉴别要点：根呈圆柱形，上部多有显著的横皱纹，下部较细，有纵皱纹及支根痕。皮部为黄白色或淡黄棕色，木部色较浅，呈点状环列。

坚龙胆鉴别要点：表面无横皱纹，外皮膜质，易脱落，木部为黄白色，易与皮部分离。

桃儿七鉴别要点：皮部为类白色或黄白色，粉性，木部为淡黄色，木心呈五角星形。

6.龟甲

背甲盾片：①呈椭圆形拱状，边缘整齐，前端略凹入，后端圆，前窄后宽，脊棱3条，其正中的1条隆起较明显；②外表面为棕色；③第五椎盾、第四肋盾，其上的偏心多角环形角质层纹及缘盾上的“>”形角质层纹明显；④颈盾1枚，类倒心形，前端平截，后端凹入，明显宽于前端；⑤第三椎盾呈六边形前窄后宽；⑥缘盾左右各11枚，呈类长方形，纵列，盾片外侧缘及内侧缘前后排列基本整齐，第11缘盾明显较臀盾小；⑦臀盾2枚，呈类长方形，横列，连接处稍凹入；⑧质坚硬，气微腥，味微咸。

腹甲（龟板）外表面：①呈板片状，近长方椭圆形。前端钝圆或平截，后端具三角形缺刻。②盾片：淡棕色至棕黑色，盾片12块，每块常具有紫褐色放射状纹理或大部分呈紫褐色，喉盾呈三角形，肱盾、股盾两侧外缘线较中缝线略宽。腹盾、胸盾和股盾中缝均长，喉盾、肛盾次之，肱盾中缝最短。③骨板：内表面为黄白色至灰白色，略带血迹或残肉。除净后可见骨板9块，呈锯齿状嵌接，肱盾与胸盾间的交叉处在内板中，后叶与甲桥的宽近等长，两侧残存呈翼状斜向上方弯曲的甲桥。④质坚硬，气微腥，味微咸。

巴西龟的腹甲：呈板片状，近长方类圆形。两端钝圆或平截，后端具三角形缺刻，两侧无甲桥。外表面为黄白色。盾片12块，上有一黑色斑块，左右对称；腹盾间的中缝最长，喉盾、肛盾次之，肱盾、胸盾、股盾中缝线最短。

印度棱背龟板的腹甲：呈板片状，近长方椭圆形，前端平截后端具三角形缺刻。外表面为黄色，盾片12块，除喉盾和肛盾各有一块较大的黑色斑块外，其余均有2~3片黑斑，斑块较对称。腹盾间的中缝最长。内表面为黄白色，前端凹陷，两侧有甲桥。

二、中药饮片的色

中药饮片的色是指饮片表面的颜色和光亮程度，一般应在日光下观察。色泽的变化与药材的质量关系很大，可以反映出饮片的真伪优劣，是判断饮片是否合格的一个重要指标。

对矿物药来说，颜色分为以下几种。

自色：矿物药本身固有的颜色，如朱砂。

他色：矿物药因带色的杂质而引起的颜色，如紫石英。

假色：由某些物理因素引起的呈色现象，如云母的珍珠光。

条痕：即粉末的颜色，就是矿物药在无釉瓷板上划过后所留下的粉末痕迹、颜色或线条。如自然铜表面亮黄色，有金属光泽，条痕则变为绿黑色或棕红色；赭石表面棕红色或灰黑色，条痕为樱红色或红棕色等。大多数矿物药的表面颜色与条痕颜色不同。

1.拳参

拳参鉴别要点：呈类圆形或近肾形的薄片。外表皮为紫褐色或黑紫色。切面为棕红色或浅棕红色，平坦，近边缘有一圈黄白色小点(维管束)。

珠芽蓼鉴别要点：多为横切片，直径0.3~1.5cm，表面为棕褐色，切面为灰棕色或紫红色，维管束为白色，排列成断续的环状。

2.人参与西洋参

人参鉴别要点：呈类圆形片，切面平坦，淡黄白色，显粉性，皮部有黄棕色点状树脂道，形成层环明显，棕黄色，木部宽广具放射状裂隙。

西洋参鉴别要点：呈圆形或椭圆形薄片。角质性较强；切面为淡黄白色，有一淡棕色环，皮层有密集的黄棕色小点，有的可见细微的径向裂隙，中心无放射状裂隙。

三、中药饮片的气

气和味是鉴别中药的重要特征，饮片不同所含的挥发油也不同，人能嗅到的气味也就不同。根据各种饮片的特殊气味，就能准确判断药材的真伪优劣。

1.北沙参、防风和迷果芹

北沙参鉴别要点：表面为淡黄白色，略粗糙，偶有残存外皮。全体有细皱纹及纵沟，并有棕黄色点状细根痕；质脆，易折断，断面皮部为浅黄白色，木部为黄色。气特异，味微甘。

防风鉴别要点：为圆形或椭圆形的厚片。外表皮为灰棕色，有纵皱纹、有的可见横长皮孔样突起、密集的环纹或残存的毛状叶基。切面皮部为浅棕色，有裂隙，木部为浅黄色，具放射状纹理。气特异，味微甘。

迷果芹鉴别要点：表面为黄白色，可见残留的深黄棕色外皮，体部有明显纵皱和横长皮孔样突起。质硬，易折断，断面为浅黄白色。气微，具胡萝卜样气味，味淡、味甜。

2.败酱草、北败酱和苏败酱

败酱草鉴别要点：茎圆柱形，表面为黄绿色或黄棕色，节明显，常有倒生的毛；质脆，切面中部有髓或呈空洞。叶片薄，多卷缩、破碎，叶分裂或部分裂，边缘有粗锯齿，上表面为深绿色或黄棕色，下表面色较浅，两面疏生白色茸毛。气特异，味微苦。

北败酱鉴别要点：茎圆柱形，表面为淡黄棕色，有纵棱。叶片皱缩，呈灰绿色，边缘有稀疏缺刻。质脆，气微，味微苦。

苏败酱鉴别要点：茎呈圆柱形，表面为黄绿色或灰黄色，有细纵棱线；质脆，易折断，断面髓部为白色。叶多脱落。总状果序生于茎枝顶端和叶腋，果实卵圆形而扁平，直径 0.5~1.3cm；表面为灰黄色或灰绿色，中心略隆起，边缘有翅，宽约 0.2cm，两面中间各有 1 条纵棱线，先端凹陷，基部有细果梗，长约 1cm；果实内分 2 室，中间有纵隔膜，每室种子 5~7 粒。

四、中药饮片的味

中药饮片所含的成分不同，人体味觉器官感觉的味道不同。味道也是中药饮片的主要鉴别特征。充分利用舌等味觉器官对味道的敏感部位，来鉴定饮片。

口腔、舌对味觉的敏感区域：舌尖对甜味敏感，舌尖两侧对咸味敏感，舌体对酸味敏感，舌根对苦味敏感。

尝味时要注意安全，防止中毒。有毒的饮片如需尝味时，应防止中毒。取样时不能太多，不能下咽，尝完后用水漱口，如清半夏、制川乌、制附子等。

1.三棱和荆三棱

三棱鉴别要点：呈圆锥形，略扁，长 2~6cm，直径 2~4cm。表面为黄白色或灰黄色，有刀削痕，须根痕小点状，略带横向环状排列。切面为灰白色或黄白色，粗糙，有多数明显的细筋脉点。体重（入水即沉），质坚实。无臭，味淡，嚼之微有麻辣感。

荆三棱鉴别要点：呈球形或短圆锥形，下部微弯曲，长2~5cm，直径2~2.5cm。表面为黑褐色或黑棕色，具纵沟纹，上端有圆疤状茎痕，中部有3~4个根茎残留，纤维状，并有多数须根痕的小突起。质坚体轻（入水不沉），气微，味淡。

2.白及

白及鉴别要点：呈不规则扁圆形，多有2~3个爪状分枝，长1.5~5cm，厚0.5~1.5cm。表面为灰白色或黄白色，有数圈同心环节和棕色点状须根痕，上面有凸起的茎痕。下面有连接另一块茎的痕迹，质坚硬，不易折断，断面类白色，角质样。气无，味苦，嚼之有黏性。

索 引